Le fumeur :
essai d'anthropologie

Psycho - logiques

Collection fondée par Philippe Brenot
et dirigée par Joël Bernat

Sans exclusives ni frontières, les logiques président au fonctionnement psychique comme à la vie relationnelle. Toutes les pratiques, toutes les écoles ont leur place dans Psycho - logiques.

Déjà parus

Claudine LEGUEIL BOURDIOL, *Promenade en violence. Et si l'agresseur était aussi une personne ?*, 2019.
Marie-France BLÈS, *S'adresser à l'autre, Regards croisés sur le langage de l'adulte, du bébé et de l'adolescent,* 2019.
Bernard MAROY, *La dépression et son traitement. Aspects méconnus*, Nouvelle édition, 2019.
Pierre DELMAS, *Petit traité de psycho-mythologie ou le pouvoir évolutif du mythe*, 2019.
Patrick ALARY, *Puisque je passais par là... De la psychiatrie de secteur à la réhabilitation polaire*, 2018.
Myriam NOEL-WINDERLING, *Vaincre vos traumatismes par la méthode IPSCi. Une histoire naturelle de la souffrance et de la guérison,* 2018.
Didier BOURGEOIS, *Le syndrome de Schopenhauer, Variante psycho-sociale des troubles du comportement à l'adolescence*, 2018.
Clément RIZET, *Les tentatives de suicide des adolescents. Du Négatif à la Subjectivation*, 2018.
Walter TRINCA, *les multiples visages du* self*, Traduit du brésilien par Pascal Reuillard*, 2018.
Sophia DUCCESCHI JUDES, *Anorexie mentale, Quand un père passe... et manque*, 2018.
Agnès VOLTA & Jean-Claude ROLLET, *Influence socioculturelle sur la souffrance psychique, Une question de place,* 2017.
Jean-Claude GRULIER, *Eugène Minkowski, philosophe de la psychiatrie*, 2017.

Philippe Brognon

Le fumeur : essai d'anthropologie

Préface de Jean-Claude Maes

L'Harmattan

***

5-7, rue de l'École-Polytechnique – 75005 Paris
www.editions-harmattan.fr
ISBN : 978-2-343-18451-7
EAN : 9782343184517

À mon père,
À ma mère.

Préface

Il l'explique en début d'ouvrage, mais les analyses savantes qui suivent pourraient le faire oublier, Philippe Brognon a été médecin tabacologue bien avant de commencer à théoriser sur sa pratique qui, pour ce que j'en sais, était et reste de grande qualité. C'est cette clinique avant tout qui fait la valeur de son propos, sur un thème qui, en plus, est souvent mal servi, sans doute parce que beaucoup de cliniciens souffrent eux-mêmes de cette addiction et la banalisent.

Les critères d'addiction sont divers. Marc Valleur et Jean-Claude Matysiak en proposent six[1] :

1) la tolérance, qui « témoigne d'une adaptation de l'organisme aux effets de la substance » ;

2) la sensibilisation qui « représente la vulnérabilité acquise de l'organisme ou du psychisme à l'effet de la drogue ou à l'expérience addictive » ;

3) la perte de contrôle ;

4) l'envahissement de l'existence « au détriment de tout autre investissement. Il en vient à s'identifier, et à être identifié par les autres, à sa dépendance » ;

5) le fait de vouloir arrêter et de ne pas y parvenir sans aide, s'accompagnant d'un éprouvé d'aliénation ; et

6) un rapport particulier au risque.

On verra que le tabagisme entre aisément dans tous ces critères et pourrait même paraître exemplaire, pourtant, il en est

---

[1] Valleur et Matysiak, *Les nouvelles formes d'addiction*, Paris, Flammarion, 2003, p. 26-28.

peu question en addictologie. Dans le livre cité, par exemple, pas une ligne…

Comme l'indique Philippe Brognon, on a tendance à traiter le tabagisme à un niveau strictement « neurocomportemental », sans trop approfondir la question du désir, sans parler de celle du sens. Tel est l'intérêt du carré sémiotique, cet outil qu'on pourrait trouver rébarbatif : pousser la question du sens plus loin que ne l'autorisent les dénis pesant sur un thème. Par exemple, poser la question de la santé et de la maladie avec le carré sémiotique du *Pharmakon* bouleverse notre conception du normal et du pathologique. Plus spécifiquement, nous savons en quoi le tabac est un poison, nous devons nous demander en quoi c'est un remède… Ou encore, dire que la santé est un non-poison en montre la précarité : aucune pilule ne permet d'être une bonne fois pour toutes en bonne santé. Et dire que la maladie est un non-remède achève de séparer la question de la santé de celle du remède. Comme le disait le Docteur Knock : « Tout homme bien portant est un malade qui s'ignore ».

Un autre grand mérite de l'ouvrage de Philippe Brognon est d'appliquer le paradigme de complexité et de le faire de façon très consciencieuse, en évitant un clivage fréquent en sciences humaines, qui consiste à saucissonner le fonctionnement psychique entre les différentes lectures qu'on peut en faire : psychanalytique, systémique, sociologique, historique, politique, etc. On me permettra, ici, de produire mon propre carré sémiotique, et de ne pas en expliquer le principe puisque l'auteur de cet ouvrage le fait plus loin.

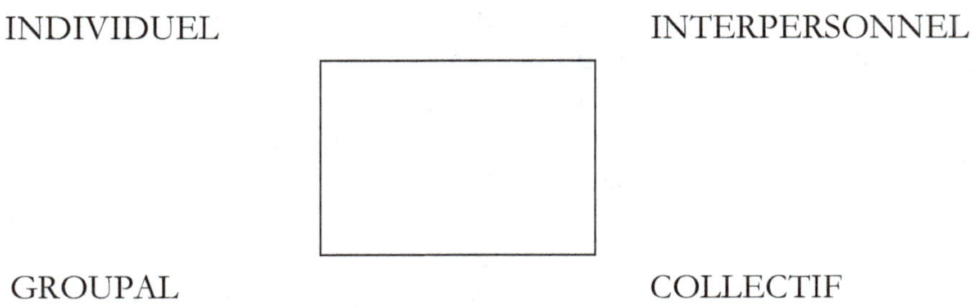

Une façon de lire ce carré sémiotique est d'en déduire un cycle narratif enchaînant individuel > collectif > interpersonnel > groupal > individuel >, etc.

Philippe Brognon convoque l'individu en tant que sujet désirant : que désire le fumeur qui justifie à ses yeux de compromettre son capital santé ? Tout ce qu'on pourrait mettre en place qui ne tienne pas compte de cette dimension de la consommation est voué à l'échec.

Mais tout individu, fumeur ou non, est aussi le produit d'une société : Philippe Brognon interroge cette dimension à travers une série de mythes dont je dirais, dans le prolongement de mes propres travaux sur « Les grands récits occidentaux [2] », qu'ils s'avèrent encore opérants à notre époque. À entendre Philippe Brognon, l'un d'eux, le mythe prométhéen, vivrait même une seconde vie et serait particulièrement précieux dans la compréhension de la place du tabac dans nos sociétés.

Les mythes organisent les liens et nos liens nous tiennent : Philippe Brognon explore cette troisième question à travers le concept d'attachement et, dans le prolongement de celui-ci, la pulsion ventilatoire, un concept qui me paraît de plus en plus fondamental au fur et à mesure que j'en discute avec lui. Le sémioticien Jacques Fontanille [3] propose de voir le *tempo* comme l'unité de sens la plus élémentaire. Je propose quant à moi de lier cette notion à celle de pulsion ventilatoire. En 2014, j'ai invité Philippe Brognon à présenter ses travaux dans le cadre d'un colloque sur les « Différentes figures de l'addiction[4] », dont le projet était que chacune de ces figures (drogue, alcool, jeu, tabac, etc.) éclaire les autres. Concernant

---

[2] Séminaire dont les actes sont en train de faire l'objet d'une publication en trois tomes : I. « Le pilier gréco-romain » (Liber, 2018), II. « Le pilier judéo-chrétien » (Liber, 2019), et III. « Le pilier européen » (à paraître).

[3] Je crois dans *Corps et sens*, Paris, PUF, 2011.

[4] Les actes (malheureusement incomplets) de ce colloque ont été publiés dans la revue *Psychotropes* n° 20 (2014/1-2).

l'addiction au tabac, je suis parti du point de vue, auquel j'adhère plus que jamais au moment de préfacer cet ouvrage, que ce qu'explique Philippe Brognon en termes de pulsion ventilatoire existe dans toutes les addictions, mais ne se révèle nulle part mieux que dans le « geste fumant », que c'est cette notion précise que l'étude de l'addiction au tabac apporte à la compréhension des autres addictions.

Les groupes, explique Pierre Benghozi [5] que j'avais également invité en 2014, sont des maillages de liens. Ce n'est pas sous cet angle que Philippe Brognon explore la dimension groupale de l'addiction au tabac, mais sous celui de l'identité et des rituels. Le concept d'identité est plus anglo-saxon que francophone ou en tout cas français, et nous rappelle qu'il est difficile d'échapper à l'emprise de ses groupes d'appartenance et que celle-ci participe aux addictions en général, à l'addiction au tabac en particulier.

Sans doute histoire de boucler le cycle, Philippe Brognon revient à la dimension collective de l'addiction au tabac en dénonçant le rôle du capitalisme. Au total, le lecteur aura bénéficié d'un tour d'horizon très complet d'une addiction paradoxalement méconnue. S'il est concerné comme fumeur, cela devrait lui donner, comme on dit, à réfléchir ; s'il l'est comme clinicien, il devrait pouvoir en déduire de nombreuses pistes de travail.

Jean-Claude Maes

---

[5] Par exemple, dans *L'adolescence. Identité chrysalide*, Paris, L'Harmattan, 1999.

Introduction : Fumer tue

Cet avertissement parade sur les paquets de cigarettes. Au besoin, il est accompagné d'images tantôt de poumons calcinés, tantôt de cancers de la gorge, pour s'assurer que l'information est bien passée. La peur fait toujours recette, croit-on. Le tabagisme est un coût humain et de santé. À l'ère d'une société mobilisée par la performance des indices économiques, la balance entre les coûts et les bénéfices de santé suscite des débats entre les défenseurs et les détracteurs. Derrière ce brouhaha, le fumeur compte les points. Si le tabagisme a reculé, dans les pays occidentaux, depuis les années 80 par les politiques de sensibilisation et de restriction d'usage du tabac, nous constatons depuis quelques années une certaine stagnation autour de 25 % de la population fumant quotidiennement. Parallèlement, l'offre d'aide au sevrage a évolué des patchs de nicotine aux consultations multidisciplinaires de tabacologie. Mais c'était sans compter sur la cigarette électronique. Elle a bouleversé l'échiquier d'un modèle de santé publique basé sur le sevrage et l'abstinence. Les vapotes de propylène glycol ou de glycérol remplacent les volutes des tabacs séchés dispersées à l'envi par les fumeurs de havanes, de pipes ou de ces cigarettes, esthétisées, labellisées dans les tourbillons du marketing de l'après-guerre. La cigarette électronique est un nouvel objet de consommation, paré des attributs de l'avenir.

Devant ces mouvements autour d'un objet accaparant l'attention et l'action de nombreuses personnes et constituant la première cause d'addiction, il nous a semblé utile d'aborder le sujet du tabagisme par des sentiers nouveaux. La nocivité du tabac a été démontrée. Les modèles d'addiction au tabac et les moyens d'en sortir se sont focalisés sur un modèle neurocomportemental au sein duquel l'expérimentation animale occupait une place importante dans la modélisation. Force est de constater que l'approche psychodynamique et spécialement psychanalytique est restée relativement discrète sur la question. Est-ce que le tabagisme de son père fondateur[6] en constituait un tabou ? Toujours est-il que peu d'ouvrages psychanalytiques y ont été consacrés : celui d'Odile Lesourne et de Philippe Grimbert en constituent les œuvres majeures. Nous souhaitons prolonger leurs investigations en nous fondant sur une anthropologie du fumant dont nous aurons l'occasion d'en détailler les fondements épistémologiques. En voici d'ores et déjà quelques directions :

Les deux piliers de notre réflexion porteront d'une part sur la pharmacologie et d'autre part sur le fumant. Le fumeur est un addict comme un autre : il est autre et aussi même. Il est *autre* parce que son objet addictif ne va pas entraîner des conséquences néfastes sur son fonctionnement social et *même* parce qu'il doit mobiliser des comportements pour assurer sa dépendance et sa tolérance au produit. Cette absence de bruit social autour du tabac lui donne, peut-être, une certaine immunité dans le débat des psychodynamiciens. On veut bien lui donner le statut de vice, certes morbide, mais cela ne justifie pas une psychothérapie. Et pourquoi ? Nous essaierons de développer cette question. Le tabagisme est une automédication : le fumeur est son médecin et son pharmacien. Les contextes psycho-émotionnels connotent l'usage de la cigarette. Certes, l'habitude camouflera ces éléments, mais le lien entre un produit psychoactif et un état émotionnel y compris le manque est mobilisé par le tabagisme. L'étude du « pharmakon » nous sera utile. Quant au fumant, la gestuelle du fumeur est réduite à la manipulation

---

[6] Freud, Lacan…

du briquet et de la cigarette. L'essentiel est bien souvent passé inaperçu : le fumeur mobilise sa ventilation (et sa sensation) pour fumer. Cette focale nous a été apportée par Élisabeth Larinier-Haas, pneumologue-tabacologue, décédée en 2014. Cette mobilisation archaïque (c'est le premier mouvement significatif que l'on réalise à notre naissance) confère à l'addiction tabagique un sens particulier. Nous y reviendrons.

Enfin, nous ne pouvons pas parler du tabagisme sans parler de son contexte sociétal dans ses aspects consommatoires, temporels, identitaires.

Les réflexions proposées sont basées sur une population de « gros fumeurs », c'est-à-dire dont la consommation tabagique est supérieure à 1 paquet par jour. L'échantillonnage est principalement issu d'une consultation médicale. L'inférence aux « petits fumeurs » devra donc être nuancée.

Pour aborder ce sujet, nous emprunterons des sentiers atypiques, mais relevant d'une démarche anthropologique :

- Nous poserons le cadre de notre discours dans un chapitre épistémologique. Il nous importe de préciser les contours, l'origine d'un discours avec le principe « à chaque lieu, sa logique et son langage ».
- Ensuite, nous aborderons les notions de plaisir, désir, jouissance à l'œuvre dans la dynamique tabagique.
- Nous développerons les aspects pharmacologiques en revenant aux racines philosophiques grecques de cette science. L'outil et son usage constituent la singularité de notre humanité.
- Le feu prométhéen, outil fondateur, détaillera la symbolique de la maîtrise du feu.
- La gestuelle ventilatoire et singulière du fumeur sera explorée.
- L'attachement à la cigarette et l'identité du fumeur seront débattus.
- La rythmique et sa temporalité feront l'objet d'une attention particulière.

- La cigarette, dans son contexte socioculturel et spécialement post-moderne, sera éclairée.
- Enfin, une conclusion générale apportera l'étape nécessaire à une compréhension synthétique.

Nous tenons d'emblée à remercier toutes les personnes rencontrées, patients et professionnels de la santé, qui, par leur témoignage, nous ont permis d'élaborer les réflexions qui vous seront développées. Nos remerciements particuliers sont adressés, pour leur travail de relecture et de conseils, à : Pierre Bartsch, Barbara Chasse, Monique Chasse-Duray, Andréa Dupont et Sébastien Lorriaux.

Je remercie, pour sa préface, Jean-Claude Maes, psychologue, psychothérapeute adulte-couple-famille, docteur en sciences de la communication et de l'information. Il est l'auteur de nombreuses publications et ouvrages sur les dépendances groupales.

Chapitre I
Positionnement épistémologique

Tout discours sur la connaissance du monde devrait développer son épistémologie : essayer de mettre à jour les coulisses de sa vision des choses, sans tomber dans une transparence qui ne ferait que cacher le dévoilement, la résistance de la réalité. La connaissance doit se mériter. La transparence peut être une illusion. Tout ne doit pas se dire, mais un peu.

Discours sur la connaissance ?

La connaissance est un processus créatif et associatif. Il accompagne le chercheur qui explore le monde de la nature et de sa culture pour en retirer un savoir, une structure compréhensible à l'esprit, par des lois liées à la nature (φύσις en grec). Nous essayons d'extraire de notre singularité une vision universelle. C'est de notre pensée, dirigée vers les objets, que se révèle un savoir.

L'anthropologie est une science un peu particulière, car elle vise à donner une vision, un discours sur l'homme lui-même. Elle peut s'avérer aussi un peu pompeuse, car elle présente l'homme comme une Entité avec majuscule. Force est de constater que de tout l'univers, jusqu'à preuve du contraire, nous sommes les seules choses à se penser soi-même. Et nous le devons au langage. Parler d'épistémologie, cela peut consister à tracer l'histoire des idées, car nous ne pensons pas ex nihilo.

Leroi-Gourhan, dans son livre, *Le geste et la parole*[7], tend à démontrer que notre humanité est née de l'inhibition de nos programmes neurologiques automatiques (l'évènement préfrontal) pour permettre l'introduction de la temporalité, le séquençage et la patience.

> « Le premier hominidé a dû comprendre que pour pouvoir avoir un outil performant et lui permettre d'avoir une récompense alimentaire ou autre, il devait phaser son action dans la substance pour en retirer un produit, un objet, celui qui donne matière à son idée. Par ailleurs, cette élaboration nécessite un apprentissage et donc une transmission. Le langage ne pouvait qu'être associé à ce processus. Il y a possibilité de langage à partir du moment où la Préhistoire livre des outils, puisqu'outil et langage sont liés neurologiquement et puisque l'un et l'autre sont indissociables dans la structure sociale de notre humanité. » (Leroi-Gourhan, p. 163)

Notre connaissance du monde est préétablie par l'autre, celui qui nous apporte le langage. Cela nous amène à évoquer que : à chaque lieu sa logique et son langage (M. Singleton). Ce langage qui nous permet de penser et d'agir, de transmettre nous vient d'une communauté d'autres personnes qui ont imprégné leur savoir dans l'univers où ils sont nés. Nous sommes les héritiers de la pensée grecque. Si la pensée scientifique, rationaliste a démontré son efficacité en termes de développement, l'incidence sur notre environnement démontre que notre pensée n'est pas que rationaliste et elle n'est pas capable d'intégrer la complexité du monde pour développer des comportements complètement adéquats. Il y a une faille, celle de notre désirabilité, de ce manque ontologique qui nous pousse à des comportements à risque. C'est de toute l'épopée prométhéenne et de son hybris que nous débattrons dans d'autres chapitres. Nous sommes plus

[7] Leroi-Gourhan A., *Le geste et la parole, tome 1 : technique et langage*, Paris, Albin Michel, 1964.

portés à exister qu'à être : nous sommes portés par cet autre qui nous pousse à être aimés ou haïs comme pour nous sentir vivre au regard de l'autre, grelottant dans notre néoténie singulière. Tout ceci induit inévitablement notre endettement à l'autre, à l'autre soignant sans qui nous ne serions rien au commencement. Notre liberté doit s'arracher de l'autre tant du côté du débiteur que du créancier, dans un enchevêtrement social.

Notre ouvrage porte sur l'anthropologie du fumant. Notre objectif n'est pas de développer un cabinet de curiosités sur l'objet-tabac, mais bien de mettre en lumière ce qui ne se voit pas, ou de fouiller dans les restes du savoir sur la question. Il s'agit d'emprunter des sentiers peu éclairés.

L'anthropologie se veut être la science de l'Homme. Si l'anthropologie se distingue de la sociologie par le fait de son terrain d'observation, celui des sociétés dites primitives, le climat contemporain retient l'observation participante comme la méthodologie singulière de l'anthropologie (bien que cela ne soit pas aussi étanche). Toute observation implique l'observateur. Nous observons au travers d'un prisme formaté par notre culture, notre famille, notre histoire personnelle. Pouvoir donner un savoir scientifique au sens où il s'oppose au savoir naturel implique un sens critique, un doute raisonnable sur notre pensée. L'observateur doit s'observer.

Je ne suis pas fumeur. J'ai fumé quelques cigarettes. Mon intérêt pour la tabacologie est venu par hasard à la suite d'une proposition d'un de mes employeurs. Cet intérêt était alimenté par des expériences antérieures dans le domaine de la toxicomanie : j'ai accompagné des toxicomanes dans la prescription de méthadone. C'est à cette occasion que j'ai pu expérimenter cette notion de « réduction des risques » qui était loin d'être en vogue en tabacologie. Au début, le modèle de l'abstinence était la seule ligne autorisée. En effet, l'auto-titration nicotinique du fumeur (le fumeur tire plus sur sa cigarette bien qu'il ait diminué sa consommation) démontrait l'inefficacité d'une réduction des risques en termes de santé. Le discours dominant était le discours médical centré sur les effets nocifs du tabagisme. La lutte contre le tabac rivalisait avec la lutte contre le cholestérol, l'hypertension, le diabète, résultat de la société de l'opulence de l'après-guerre.

À la fin de mes études secondaires, j'ai été sensibilisé à l'inconscient freudien. Cet intérêt m'accompagne toujours et alimente mes réflexions sur notre (mon) humanité. La clinique du fumeur, que j'ai débutée dans un centre d'aide aux fumeurs®, m'a permis de rencontrer des personnes aux parcours différents, mais qui révélaient pour certains d'entre eux, une histoire émaillée de douleurs, de traumatismes, et de deuils, mais aussi d'une variété d'évènements narratifs qui s'exprimaient à l'occasion de ces entretiens. Si le discours ambiant de la tabacologie était axé sur le médical et le cognitivo-comportementalisme, j'étais confronté à une narrativité qui dépassait de loin ces modèles. Je ne pouvais faire fi de la question de l'inconscient. Tout m'y ramenait. L'inconscient se définit comme ce qui n'est pas conscient et est organisé au travers d'une dynamique pulsionnelle, d'un langage qui se dévoile dans les interstices de la relation. Il serait tentant de révéler dans cet ouvrage des passages de ces parcours, mais je souhaite préserver cette intimité et n'en dévoiler que des phrases types.

Mes origines familiales agricoles m'ont donné le goût de la nature, de la terre, des origines et aussi des grands mythes. Les éléments fondamentaux (eau, feu, terre et vent) constituaient des sources de curiosité. La fin de mon parcours au lycée m'a permis la découverte de la psychanalyse : mon professeur d'histoire estimait que les évènements guerriers du XXe siècle pouvaient être éclairés par cette approche. Cette rencontre fut historique pour moi et m'amena à un travail archéologique freudien, lacanien et jungien. Par la suite, après mes études de Médecine, je me suis octroyé une année de formation complémentaire en anthropologie sociale et culturelle. Ma rencontre avec Mike Singleton et son « hors culture, il n'y a rien[8] », mais également le « il existe deux épistémologies en anthropologie : celle des artichauts ou celle des oignons[9] » m'a ouvert l'esprit sur un démontage des apparences. Ce travail est l'aboutissement (temporaire) de ce processus et de ces rencontres.

Qu'est-ce que *mon* anthropologie ?

Prétendre à une anthropologie du fumant, c'est d'abord une gageure : celle de déplacer le débat de la tabacologie vers une réflexion de la singularité : est-ce qu'en apprenant à un singe à fumer on le rend fumeur ? La clinique du fumeur, quand on s'intéresse à sa narrativité et ses représentations, dépasse la question du produit, de la molécule ou du geste fût-il comportemental. Est-ce que le fumeur EST fumeur ? Est-ce que l'Être profond du sujet qui se présente devant moi est identifié à ce geste appris qu'est le fait de fumer ? La réponse est négative. Si nous nous référons au *Dasein* de Heidegger[10], l'être du fumeur est aux autres qui fument, il *existe* dans ce

---

8 En dehors de la culture, constituée d'un langage, de règles, imprégnées par la localité de son observation, il n'y a qu'un univers de choses qui ne sont pas nommées. Sans l'humanité de l'homme, les lois de la nature ne seraient pas désignées (*terra incognita*). C'est au travers de notre langage que les choses existent. Ne pas les désigner ne signifie pas qu'elles ne sont pas.

9 Quand on démonte un artichaut, il reste le cœur, le noyau dur d'universaux, défendu par certains. Quand on épluche un oignon, il n'y a pas de cœur. Quand on a étudié les différentes strates d'un objet, il ne reste, au fond, plus rien à dire.

10 Heidegger M. (Trad. Vezin F.), *Être et temps*, Paris, Gallimard, 1986. Le *dasein*, c'est le questionnement permanent de l'*être* dans sa temporalité. Heidegger distingue *l'être-dans-le monde* (nous sommes dans un monde déjà là), *l'être-avec* (nous sommes avec les autres), *l'être-jeté* (nous sommes jetés dans un monde dont nous devons trouver un sens), *être-pour-la-mort* (notre mortalité nous pousse à trouver un sens à notre vie), *le souci* (nous sommes ouverts vers la question de l'être), *la temporalité* (nous nous projetons vers le futur).

comportement qui le rend en lien avec les autres fumeurs (mêmeté) et en opposition à ceux qui ne fument pas (altérité). Est-ce qu'agir est en soi une identité, un noyau d'être ? Et pourtant, sans action, nous ne sommes rien, nous serions réduits à un état végétatif ou « caillouteux » devant l'univers des choses. Mais est-ce que cette action équivaut à celle d'un animal ? Non, la différence réside dans la conscience que nous avons de nos actions. Nous appréhendons le monde et nous en disons quelque chose par la parole, celle qui nous a été transmise par les autres... Ceux-là mêmes qui me sont un enfer comme un paradis d'où nous avons été jetés. Nous voilà résolus à être des sujets, assujettis à une transcendance. Nous ne pouvons qu'aspirer à la toucher, mais pour n'être que ramenés à notre condition de mortels (être-vers-la-mort). Nous pourrions proposer de réserver au terme *essence*, la catégorisation d'un existant par notre intentionnalité (le fait d'orienter notre pensée vers quelque chose) où la forme[11] (ειδος, *eidos*) et la matière[12] sont variables et scindables dans le temps. L'essence peut ainsi exister. L'existence est cette capacité de changer possiblement de forme par sa volonté et son action. L'humain se prête bien à l'existence. C'est dans l'après-coup de l'action et de ses accidents que l'essence de l'humain se dessine. Mais cette capacité d'exister est limitée par la matière du corps. La *substance* pourrait être définie comme ce qui sous-tend le phénomène où la matière reste immuable et indépendante. La cigarette qui se consume modifie sa forme, mais le tabac qui la compose, bien que passant de l'état solide à gazeux, reste du tabac. En fumant, le fumeur ne dit toujours rien de ce qu'est un fumeur ni de ce qu'il est vraiment. Le fumant serait une des formes de l'essence du fumeur.

Cette anthropologie est pharmacologique. Elle est assujettie à l'outil du savoir qui présente un double tranchant, il est ambigu. Si l'on peut en donner des détails, des

[11] Principe d'unité de tout être.

[12] Structure réceptive de la forme. La substance se trouve dans la matière.

explications, elle reste attachée à un observateur, lui-même imprégné d'un savoir construit. Est-il un bon ou un mauvais chercheur ? Car, à cette ambiguïté s'oppose une négation qui a valeur de loi, de morale. Le savoir que je produis est-il la vérité ou le mensonge ? Est-ce une fausse connaissance ou une vraie ignorance ?

L'épistémologie nous vient de nos racines grecques : ἐπιστήμη, l'habileté du savoir. Mais cette habileté ne pourrait-elle pas glisser vers la magie ou un sophisme du discours, flamboyant, mais pourtant usurpé ? Le savoir se fonde sur la construction de concepts, de noyaux pseudo durs qui permettent de construire un mur de connaissances pour structurer (ou enfermer) notre sagesse. Mais un concept, qu'est-ce que c'est ?

Étymologiquement, le concept a des liens avec la notion de capter, prendre (*capere*, en latin). Depuis quelques décennies, une joute latente ou évidente se mobilise entre les sciences dites « molles », apparentées aux sciences humaines et les sciences dites « dures » liées aux sciences fondamentales (physique, chimie...). Ces dernières, sous le principe de l'objectivation par l'expérimentation, s'arrogent un pouvoir sur nos connaissances et notre vision du monde. La tabacologie n'échappe pas à cette dynamique. L'*Evidence Based Medicine* devient le slogan « qualité » de la marchandise « santé » qu'on nous vend dans les pharmacies, les hôpitaux. Si la médecine a fait de nombreuses avancées grâce à la méthode expérimentale introduite par Claude Bernard, il n'en reste pas moins que les désignés « malades » présentent une singularité qu'une courbe de Gauss ne peut réduire. Si une bactérie peut se combattre avec une certaine dose d'antibiotiques, le comportement humain dépasse la somme des parties de son mécanisme. Si la statistique contrôle l'imprévisibilité, chère à nos modèles économiques, l'individu qui est devant nous est-il totalement prévisible ? Non. Il y a une béance, un espace d'incertitude, qui laisse place à la créativité, à ce petit fragment qui fait de nous quelque chose d'unique.

> « Entre la certitude que j'ai de mon existence et le contenu que j'essaie de donner à cette assurance, le fossé ne sera jamais comblé. Pour toujours, je serai étranger à moi-même. En psychologie comme en logique, il y a des vérités mais point de vérité. [...] Ainsi cette science qui devait tout m'apprendre finit dans l'hypothèse, cette lucidité sombre dans la métaphore, cette incertitude se résout en œuvre d'art. » (Camus, p. 36-37)[13]

Si les sciences humaines peuvent être qualifiées de sciences « molles », elles portent bien leur nom, car le mou n'est-il pas le mélange d'éléments liquides et de parties dures ?

Le normal et le pathologique

Notre société est friande de normes, de certifications par des experts. Cette normalisation envahit la santé y compris mentale. On oppose régulièrement le normal au pathologique alors que cette opposition est contradictoire et paradoxale. Le normal s'oppose à l'anormal dans la logique de la norme, de la mesure, de la connaissance. Le pathologique s'oppose à la santé dans la logique de l'expérientiel, celui d'une limite à la fonction (capacité) et du sensible (douleur, tristesse...). La vie nous impose des paramètres auxquels nous devons trouver une capacité d'adaptation. L'adaptabilité pourrait être une caractéristique de la santé.

Qu'est-ce que la norme ? Elle se fonde sur un modèle statistique qui détermine des moyennes et des écarts dits types. Ce modèle passe d'une solution de continuité ou de pseudo-continuité à un modèle dichotomique. Au-delà de l'imprécision liée à l'outil d'évaluation, le passage d'une solution de continuité à un modèle catégoriel suppose un saut logique.

---

[13] Camus A., *Le mythe de Sisyphe*, Paris, Gallimard, 1942.

> « L'utilisation de concepts d'homogénéité et de continuité n'entraîne pas les mêmes exigences logiques. Si j'affirme l'homogénéité de deux objets, je suis tenu de définir au moins la nature de l'un des deux, ou bien quelque nature commune à l'un et à l'autre. Mais si j'affirme une continuité, je puis seulement intercaler entre des extrêmes, sans les réduire l'un à l'autre, tous les intermédiaires dont j'ai la disposition par dichotomie d'intervalles progressivement réduits. » (Canguilhem[14], p. 52)

Le glissement entre la mesure et le concept de normalité est opéré dans le modèle statistique utilisé en sciences biomédicales. Cela amène une situation de confusion[15]. L'aspect quantitatif exprimé par une statistique ne doit pas cacher le caractère qualitatif, l'individualité de la mesure. La norme[16] peut s'ériger en règle et constituer des groupes « hors normes » qui seront l'objet d'un pouvoir qui exclut (voir M. Foucault). Elle est d'autant plus vraie pour la santé. Ce n'est pas l'élévation d'un paramètre biologique qui détermine le statut (négatif) de maladie. La maladie implique le sujet. Elle vient réveiller l'inconscience d'une santé perdue, d'une santé comme « silence des organes ». La norme ne vient pas des instruments technologiques, mais de la vie elle-même. Elle nous demande une perpétuelle adaptation pour assumer l'homéostasie de nos systèmes biologiques. C'est leur capacité d'adaptation (adaptabilité) qui nous permet d'être en santé. Lorsque nous sommes malades, nos capacités d'adaptation sont réduites et cela place le sujet dans un couloir étroit sur le plan existentiel. Cette étroitesse réveille les sens : elle opprime, elle limite notre liberté. Notre vision des choses s'en trouve

---

14 Canguilhem G., *Le normal et le pathologique*, 12e éd., Paris, PUF, 2013.

15 Giroux E., *Après Canguilhem : Définir la santé et la maladie*, Paris, PUF, 2010.

16 François A., *Éléments pour une philosophie de la santé*, Paris, Éd. Les Belles Lettres, 2017, p. 69.

affectée tout comme notre pensée. Nous ne sommes plus comme avant.

> « Nous pensons au contraire que le fait pour un vivant de réagir par une maladie à une lésion, à une infestation, à une anarchie fonctionnelle traduit le fait fondamental que la vie n'est pas indifférente aux conditions dans lesquelles elle est possible, que la vie est polarité et par la même position inconsciente de valeur, bref que la vie est en fait une activité normative. » (Canguilhem, p. 102)

L'anomalie n'est pas l'anormal : l'anomalie désigne un fait, une description de ce fait quand l'anormal implique une référence à une valeur et donc un jugement, une appréciation. L'anomalie vient du grec ανωμαλία qui signifie irrégularité, inconstance. Ce qui est une irrégularité pour l'un n'est pas une anormalité pour soi, dès le moment où nous n'y portons pas un jugement. Le fait d'avoir une variation dans la planéité du sol ne constitue pas en soi une anormalité. Nous expérimentons cette irrégularité et celle-ci va susciter une réaction du côté de notre jugement. Il peut être exprimé quand cette anomalie nous limite, nous contraint. L'anomalie n'est pas en soi une anormalité, tout comme elle n'est pas en soi pathologique. Le pathologique renvoie à l'appréciation individuelle de la restriction que nous donne à vivre l'anomalie. Une anomalie peut se révéler salutaire si elle nous permet de mieux évoluer dans un milieu de vie différent.

> « Le pathologique ne se déduit pas linéairement du normal. » (Canguilhem, p. 164)

Le pathologique ne peut que se référer à un individu, dont le champ d'adaptation dans son milieu d'interaction s'est rétréci au point de ne pas accepter d'autres normes. Cette approche est d'autant plus intéressante en santé mentale. Quand nous désignons comme pathologiques certains comportements ou pensées, est-ce que cela est vécu comme anormal, voire maladif, pour le patient ? Est-ce que la perception de son milieu d'interaction implique un rétrécissement de sa capacité de liberté ou de créativité dans la vie ? Canguilhem termine son essai (p. 275) en ces termes :

> « La définition psychosociale du normal par l'adapté implique une conception de la société qui l'assimile subrepticement et abusivement à un milieu, c'est-à-dire à un système de déterminismes, alors qu'elle est un système de contraintes contenant, déjà et avant tous rapports entre l'individu et elle, des normes collectives d'appréciation de la qualité de ces rapports ».

La norme se réfère à la règle, à la loi. Si sa lecture juridique semble la première, elle ne doit pas occulter sa présence dans la nature. La nature nous impose ses lois qui nous façonnent. Elle nous donne une limite qui nous fait vivre, une limite qui nous rappelle que la vie est finie et incertaine. Devant cette vie normative, notre pensée vise à en extraire des concepts, des principes avec des outils, eux-mêmes conçus par notre pensée. Ces outils en sont le prolongement qui, par ce biais, en multiplie le pouvoir, mais aussi en multiplie les possibles erreurs. Un grand outil implique une grande rigueur et une grande responsabilité. La science biologique ne peut évincer ce débat. Les normes biologiques, si elles sont dégagées par des outils (de laboratoire), ne doivent pas éluder la nécessaire confrontation à l'expérience clinique, à la singularité de l'individu observé. Il y a entre l'observateur et l'observé, une institution du savoir.

> « La maladie est soumise à un "regard" à la fois normé et normant, qui décide des conditions de la normalité en se soumettant à celle d'une normativité commune. » (Macherey[17], p. 103).

C'est là le glissement sémantique d'une lecture normative au départ biologique et finissant comme une valeur morale pour l'établissement d'une politique de santé. Quand on parle de *dénormalisation* du tabagisme, on vient toucher à cet enjeu. Sous le couvert d'une vision juste et d'un paternalisme d'un autre temps, on impose à une minorité d'adopter un comportement

[17] Macherey P., *De Canguilhem à Foucault : la force des normes*, Éd. La Fabrique, Paris, 2009.

sain, d'être « raisonnable » au sein d'une collectivité en admiration devant la machine scientifico-capitaliste. Mais cela reste une machine : un assemblage de différents éléments fonctionnant ensemble. Et l'autonomie qu'on donne à cette machine est un leurre. Il cache la responsabilité d'individus qui la composent et lui donnent « vie ». Cette machine peut cacher les manœuvres du pouvoir qui sont autant de désirs de soumission. On espère voir la vérité de l'autre, le dénuder jusqu'à la chair, à l'image des planches de Vésale : voir l'autre sous le scalpel de la science, dans une mythologie originelle, un paradis de la plénitude. Ce plein qu'on souhaite voir n'est que le reflet d'un vide. Externaliser un savoir ne peut que nous renvoyer à nous-mêmes. Ce que nous écorchons sous le bistouri de la science, c'est notre existence, c'est cette histoire que nous essayons de construire. La normalisation n'est qu'une tentative de contrôler une vie qui nous contrôle.

> « La norme, piégeant et piégée, n'est rien d'autre que le fait de se prendre elle-même à son propre piège, qui est pour elle à la fois comme un leurre et comme un gage de vérité. » (Macherey, p. 92)

Pour Nietzsche, la santé et la maladie ne sont rien d'essentiellement différent. La santé est un état de non-combativité, mais la maladie peut être une faiblesse amenant les malades à convoiter « comme remède ce qui accélère la ruine » (Nietzsche, *Fragments posthumes*). La grande santé, c'est celle qui permet de supporter les souffrances les plus grandes, expression d'une volonté de puissance et de transformation. Une manière de voir.

Le carré sémiotique

Notre discours du monde et des choses, dans une métaphysique classique et traditionnelle [18], s'articule

[18] Ce dualisme induit une hiérarchisation : le bien vaut mieux que le mal, la lumière vaut mieux que l'obscurité… Jacques Derrida s'est attelé, dans son *déconstructivisme*, à démonter ces oppositions.

principalement sur des catégories d'opposition : bien/mal, lumière/obscurité, vie/mort…

Ces contrastes sont mis en relation, mais dans une dynamique qui nous pousse à discourir.

La catégorisation est le triage de perceptions qui ont fait l'objet d'une abstraction. Une catégorie renferme des objets, des concepts dont le point commun est de partager des caractéristiques définies. Pour Aristote, cela constitue les divisions premières de l'être comprenant la substance, le temps, la quantité, la relation… Pour Kant, c'est un concept primitif qui s'applique aux données de l'intuition et nous permet de connaître l'objet.

Dans ce contexte, il nous a semblé opportun d'utiliser le modèle du carré sémiotique, hérité d'Aristote, afin de dépasser les oppositions et les disjonctions (négation) par l'apport des complémentarités. Cela permettra de dégager une dynamique du sens qui se veut dépasser l'univocité. Ce modèle est un outil.

Mais qu'est-ce que le sens ? C'est la différence entre deux éléments mis en relation. Cette polarisation va induire une dynamique. Elle n'est pas statique. Elle va nous amener à penser. Ce sont ces différentes mises en relation qui sont au cœur du carré sémiotique. Il met en relation des termes, des concepts, des catégories. Ces propositions sont qualifiées de vraies si les prédicats[19] sont contenus dans le concept exprimé. Le carré sémiotique se présente de la manière suivante :

Ce dispositif, basé sur le carré logique d'Aristote[20], vise à mettre en lumière les logiques disjonctives (A/non-A) à l'œuvre dans un récit ou à vérifier la cohérence d'un concept. C'est ce dernier élément que nous allons appliquer à notre pharmacologie développée ultérieurement.

---

19 Ce sont les attributions d'une proposition, jointes au sujet par le verbe. Exemple : Socrate est grand. Il y a donc une homogénéité et une cohérence.

20 Il retient 4 types d'opposition : les termes relatifs, les contraires, la privation/possession, l'affirmation/négation.

Ce carré se compose de 4 termes mis en relation de contradiction (négation, disjonction), de contrariété (disjonction et conjonction, tiers inclus) et de complémentarité (voir schéma suivant) dans un souci d'homogénéité. Les termes A/non-A et B/non-B sont dans une relation de contradiction : A/non-A et B/non-B ne peuvent pas être tous les deux vrais ni tous les deux faux. Les termes A et B sont en relation de contrariété = opposition, ce qui implique que la disjonction de A et de B obéit au principe du *tiers inclus*, qu'il existe au moins un terme intermédiaire à savoir le terme complexe qui conjoint A et B. Souvent, il y a même des degrés entre A et B. Au fond, ce sont les deux pôles d'un axe gradué.

Les termes A et Non-A d'une part, B et Non-B d'autre part, sont en relation de contradiction (négation), ce qui implique que la disjonction de A et de Non-A d'une part, et celle de B et de Non-B d'autre part, obéissent au principe du *tiers exclu* : si on conjoint deux termes contradictoires, on obtient un paradoxe...

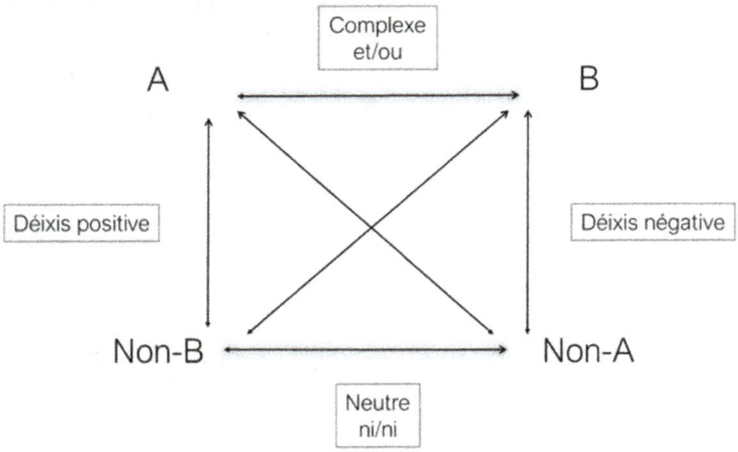

Les termes A/non-B et B/non-A sont dans une relation dite de complémentarité/déixis pour la première positive et la seconde négative. Le schéma ci-dessus représente ces dispositions.

Symbolique, réel et imaginaire

Ces notions seront régulièrement utilisées dans cet ouvrage et il nous semble important de les préciser.

Le symbolique, c'est le lien dans la séparation. Il est au cœur des relations humaines. Nous restons en lien malgré la séparation des personnes qui nous sont chères. C'est le début de notre humanisation dans le langage. En nommant les choses, nous actualisons leur absence, mais de manière contenue et contrôlée. C'est la force du symbole de nous rappeler ces éléments perdus, mais encore vivants dans le langage et d'en jouer. Mais en jouer signifie que nous ne sommes pas dupes de la chose. Ce que nous disons, représentons sous toutes ses formes n'est pas la réalité. Ce n'est pas parce que j'énonce quelque chose que cette chose va apparaître. Le symbole est un outil. Son acquisition est fondamentale. Pour la psychanalyse freudienne, le symbole[21] est l'expression, la représentation d'un conflit inconscient, d'un refoulement de pulsions sexuelles. L'approche est causaliste, univoque et propre au sujet. Pour Jung, le symbole est plurivoque, il est un signe qui peut révéler les structures organisatrices du psychisme que sont les archétypes. Le symbole est une machine psychologique transformatrice d'énergie. La libido n'est donc pas que sexuelle. Pour Lacan, le symbole est la grammaire de l'inconscient. Cette grammaire s'articule autour du rapport entre le signifiant et le signifié, mais également autour des mécanismes de la métaphore (un signifiant pour un autre) et de métonymie (transfert de dénomination). La métaphore supporte le symbole.

L'imaginaire, lui, est la scène. C'est le lieu de l'image. Elle est la jonction entre le souvenir de la sensation et notre entendement, notre capacité de raisonner. Mais c'est là que nous pouvons nous duper nous-mêmes. Nous construisons des scénarios, nous tirons des plans sur les comètes, nous nous lançons à l'assaut des grands moulins tel un Don

---

[21] Decharneux B., Nefontaine L., *Le symbole*, Paris, PUF, 2006.

Quichotte. Il vient de notre expérience de l'autre et du manque que nous ne parvenons pas à combler. Et donc, nous nous imaginons plein de choses pour le remplir. Au passage, si nous pouvons en tirer un plaisir, ce ne sera pas de refus.

Le réel, c'est le reste, c'est l'immondice que nous balayons une fois que la représentation a eu lieu sur le théâtre de notre vie. C'est ce que nous ne savons pas totalement connaître. C'est le néant et ses angoisses terribles. C'est l'immensité de l'univers des choses desquelles nous déduisons des lois.

Simplicité/complexité

Tirer un trait d'une profonde rectitude sur une feuille blanche est une simplicité qui demande un travail considérable. Combien de traits courbés, tronqués, inachevés ont dû être accomplis pour arriver à ce résultat final ? Pouvoir être simple implique d'être passé par le rude labeur de la complexité. La simplicité ne doit pas être confondue avec le simplisme qui est bien souvent la solution de facilité. Nous nous référons aux travaux de E. Morin sur la question de la complexité (*Science avec conscience*[22]) :

- La complexité ne doit pas se concevoir comme une recette même si elle ne doit pas nous empêcher de penser à une stratégie dynamique, ouverte.
- Il ne faut pas confondre complexité et complétude : « La pensée complexe essaie de ce dont se débarrassent en l'excluant les types de pensées mutilantes que j'appelle simplificateurs et par là elle lutte non contre l'incomplétude, mais contre la mutilation. [...] En fait, l'aspiration à la complexité tend à la connaissance multidimensionnelle. [...] Elle comporte en son cœur un principe d'incomplétude et d'incertitude. » (p. 164)
- Notre réalité multiplexée (plusieurs couches de réalité révélée par différentes optiques scientifiques) ne doit

[22] Morin E., *Science avec conscience*, Paris, Seuil, 1990.

pas dissoudre le multiple dans l'un et l'un dans le multiple. La somme des parties est plus que la totalité. La totalité d'une structure cache les particularités non perçues dans ses parties. Exemple : La connaissance du fonctionnement d'une institution cache ce que pense au temps T un individu de cette institution. Mais il y a aussi chez cet individu des particularités qui se traduiront dans le fonctionnement de l'institution. Nous sommes dans un principe hologrammatique. « L'hologramme est l'image physique dont les qualités de relief, de couleur, de présence tiennent au fait que chacun de ses points contient presque toute l'information de l'ensemble qu'il représente. » (p. 168) On doit ainsi se situer entre le réductionnisme visant la compréhension du tout à partir des qualités des parties et l'holisme appréhendant le tout sans les parties. La vérité se trouve dans une approche récursive : les effets sont nécessaires à la cause.

- Il est nécessaire de sortir des systèmes clos et clairs. Un système n'est pas autonome sans d'autres systèmes. Le système solaire se trouve dans une galaxie qui l'influence et vice versa. L'autonomie est un leurre si elle ne s'inscrit pas dans une complémentarité à la dépendance tout en lui étant opposée. Cet élément peut se comprendre dans la logique du carré sémiotique.
- L'observateur modifie son observation par sa présence, mais aussi par l'interprétation qu'il peut en donner. Nous regardons le monde au travers d'une lunette déformante qu'est notre histoire socioculturelle.
- La réalité anthropologique est multidimensionnelle. Elle est dialogique, car elle appartient à différentes logiques.

Ces indications ne peuvent que revitaliser les propos de M. Singleton dans le « à chaque lieu sa logique et son langage ».

Qu'est-ce que le langage ?

S'il nous semble banal de parler, d'échanger des informations, des émotions, dans un langage tantôt pratique, tantôt poétique, tantôt scientifique, son arborescence linguistique ne doit pas nous faire oublier son articulation psychique. Nous sommes motivés (ou pas) à parler de quelque chose à quelqu'un. Le langage ne peut s'adresser qu'à un autre, fût-il nous-mêmes dans un dédoublement réflexif : moi me pensant moi-même. Tout en me pensant, je suis déjà quelqu'un d'autre qui se pense. Notre temporalité nous donne à exister selon la pensée sartrienne. Nous ne sommes pas, nous existons. Nous modifions notre trajectoire, nous sortons des balises d'un programme préétabli. Mais une destinée (inconsciente) pourrait guider nos pas.

Nous nous adressons à l'autre. Nous lui demandons quelque chose qui nous manque : de l'amour, de la tendresse, de la subsistance, de la protection contre les dangers extérieurs, intérieurs. Nous le demandons d'une certaine manière : dans le silence, dans les cris, dans la séduction, les mots enjoués ou… cruels. Nous débordons d'imagination.

Si le *logos* nous renvoie, en première pensée aux notions de discours, de logique et de science, ce terme renferme d'autres significations. Un discours n'est pas une vérité en soi. Il n'est que l'expression d'une personne avec ses mots qui sont en résonance avec sa pensée consciente et/ou inconsciente. Ces paroles doivent être entendues par une autre personne qui filtre, par sa perception des choses, les paroles de l'un. Quelque chose nous est donné à observer.

> « Le λογος fait voir quelque chose, à savoir ce sur quoi porte la parole, et, certes, pour celui qui parle (voix moyenne), ou pour ceux qui parlent entre eux. Le parler "fait voir" απο… à partir de cela même dont il est parlé.

Dans le parler (αποφανσις) pour autant qu'il soit authentique, ce qui est dit doit être puisé dans ce dont il est parlé, de telle sorte que la communication parlante rende manifeste, en son dit, ce dont elle parle, et ainsi le rendre accessible à l'autre. Telle est la structure du λογος comme αποφανσις. » (Heidegger)

« De même, c'est parce que le λογος est un faire-voir qu'il peut être vrai ou faux. L'important, ici encore, est de se dégager de tout concept construit de la vérité au sens d'un "accord". Car cette idée veut dire : soustraire à son retrait, dans le λεγειν comme αποφαινεσθαι, l'étant dont il est parlé et le faire voir comme non retiré, (αληθες) le découvrir. De même, l'"être-faux" (ψευδεσθαι) signifie autant que tromper au sens de recouvrir : placer quelque chose devant quelque chose (sur le mode du faire-voir) et ainsi le donner comme quelque chose qu'il n'est pas. » (Heidegger, p. 59-60)

Ce qui est dit dans le rassemblement (λεγειν) du langage doit être entendu dans le dévoilement du « lais où se lit ce qui s'élit » : le logos nous présente ce qui se lit dans ce qu'il recueille, à distance du jugement et de la raison (Heidegger, 1956). Écouter, c'est être en entente avec celui qui parle. S'il y a des malentendus, c'est aussi du mal entendement de malentendants à défaut de faire la « sourde oreille ». La communication transparente nous fait poindre la possibilité d'une totalité, d'un Tout-dire qui ne fait qu'éluder un manque à dire. Le langage n'est pas une totalité (Lippi[23]) et il n'a pas de valeur en soi. Il est soumis à une loi, un ordre qui fait structure, une trame tout en gardant un défaut singulier permettant le paradoxe à l'image du fleuve : on peut y rentrer plusieurs fois, ce sera chaque fois une « eau » différente qui nous baignera, mais le fleuve, comme concept, reste lui-même. Il y a de la différence dans l'identique dans une

---

[23] Lippi S., « Héraclite, Lacan : du logos au signifiant », in *Recherches en psychanalyse*, 2010, 9, n° 1, p. 55-62.

solution de continuité à l'image du ruban de Moëbius : sa construction (un ruban tordu et collé par les extrémités) implique que le dedans se confond avec le dehors. Dans une catégorie, une nosographie, on est dans la totalité, car ce qui y rentre, selon des critères stricts, ne peut en sortir pour être en lien avec une autre catégorie. Nous sommes dans l'opposition pure : un rond n'est pas un carré. La catégorie « Rond » renferme la totalité de la rondeur. Être dans le *logos*, c'est accepter d'être dans une structure tout en ayant des traits d'autres éléments : un « obsessionnel » peut avoir des traits psychotiques...

Pour Jacques Lacan, l'inconscient est structuré comme le langage. L'analyse des lapsus, rêves, actes manqués ou autres manières de parler sont autant d'occasions de mettre à jour les failles du langage et une vérité de l'inconscient.

Nature et culture

Loin de refaire le débat sur cette question, il nous semble nécessaire d'en redéfinir l'usage dans cet ouvrage. L'Homme fume une substance de la nature : le tabac.

Si la nature est ce jardin dans lequel l'Homme puise ses ressources jusqu'à l'épuisement, la nature qui est interpellée ici concerne l'essence, l'immuabilité, la constance déterminée par des lois. Si l'Homme peut présenter des règles de fonctionnement que les sciences molles ou dures visent à cerner, il n'en reste pas moins que l'humain innove, surprend, est là où on ne l'attend pas toujours. Il y a quelque chose d'insaisissable. Si l'on peut savoir ce que le fumeur fume, quand, pourquoi, en quelle quantité, à quelle fréquence, à quel rythme, nous ne pouvons déterminer précisément tous ces éléments avec une précision absolue. Aussi, nous prenons le pari d'affirmer que le fumeur n'est pas fumeur. Il n'y a pas une essence de fumeur. Il n'y a que des fumants : des hommes ou femmes qui expriment dans le mouvement qu'ils impriment une posture d'être dans la circularité du geste tabagique. Bien que n'étant pas par nature fumeur, cette circularité tend à le figer dans une essence, celle de l'immuabilité de l'envie de cigarette et de son action insatisfaisante. Mais le fumeur n'est pas que cela. Il pense à autre chose, fait d'autres choses. Il vit, mais dans une certaine circularité. Si Sartre[24] voyait dans le garçon de café, un lâche qui fait semblant d'être un garçon de café[25], est-ce que Sartre n'était pas un peu lâche (ou salaud[26]) avec sa cigarette ? Est-ce que la cigarette permet la liberté d'être ? Elle permet pour certains de penser même de manière très brillante (Freud, Sartre, Lacan…), de donner une commodité au temps qui passe, à l'ennui. Il est tentant de donner au fumeur une identité, une continuité de son « être fumeur », mais cette continuité ne « résume » pas la conscience qui naît de cette identité. Il s'agit d'une manière d'être comme il peut y en avoir d'innombrables satellites autour d'un être individuel et singulier qui a conscience de sa pensée et en dit quelque chose. Fumer est au même titre que manger, boire, se promener, se laver, dormir… C'est un état d'un individu qui va rassembler en lui tout ce qu'il a vécu dans ses souvenirs, toutes les habitudes, les postures qu'il a apprises durant sa vie, mais un individu qui se projette dans un avenir qu'il regarde par les lunettes de son individualité. L'individu peut décider de ne pas être ce qu'on dit de lui ou ce qu'il pense de lui. Il reste un devenir, un changement qui l'extrait de sa condition naturelle. Mais ces différentes expériences ont laissé des traces, elles lui donnent un prêt-à-penser qui se traduit dans une personnalité. C'est en tout cas le point de vue de la psychologie. Cette personnalité reformaterait notre destin, notre manière d'être. Finalement, sommes-nous libres ? La liberté pourrait être définie du côté de l'indéterminable, hors d'une cause première, hors du pouvoir de l'autre, mais limitée

---

24 Sartre J.-P., *L'existentialisme est un humanisme*, Paris, Gallimard, 1996.

25 En se réifiant comme un automate de garçon de café, mais en n'étant pas dupe de cela, il y a toujours un reste de conscience : je ne suis pas que cela.

26 Sartre voyait dans la figure du bourgeois le prototype du salaud : un lâche qui vit sur le dos des autres.

par l'autre impliquant une notion d'égalité entre les libertés individuelles et enfin dirigée vers l'avenir. La liberté implique le mouvement. L'action donne vie à la liberté. Mais cette action passe par notre corps qui donne le contour de notre liberté.

> « La liberté comprise comme la possibilité de faire ce que l'on veut – comme toute-puissance – peut ainsi s'avérer être une servitude absolue. » (Hazenberger[27], p. 28)

La culture pourrait être définie comme les usages de la nature des choses pour en dire quelque chose à quelqu'un dans un certain langage. Les règles qui s'en dégagent sont variables et locales à la différence de la nature qui comprend des règles universelles et immuables. Détourner les lois de la nature est le propre de l'homme. Ève, en présentant la pomme naturelle à Adam, contre l'interdit de Dieu, fait un acte culturel. En fumant sa cigarette au-delà des interdits sociétaux et sanitaires, le fumeur pose un acte ayant valeur de parole, mais en s'enfermant dans l'addiction. Entre interdit et attachement, le lien reste intact.

---

[27] Hatzenberger A. (textes choisis et présentés par), *La liberté*, Paris, GF Flammarion, 1999.

Chapitre II
Plaisir, désir, jouissance : la mécanique du bonheur

Fumer est un plaisir

Si l'on analyse cet aphorisme, il viendrait réduire l'acte de fumer à l'existence d'un plaisir. C'est ce même plaisir qui pousserait chaque jour le fumeur à répéter inlassablement la gestuelle tabagique. Ce plaisir serait au prix de cette gestuelle, qui se fonderait dans une *habitude*, perçue comme lassante. Le plaisir ne serait donc pas gratuit. Cette même gratuité, donnée en pâture par le marketing, vient nous voiler l'échange[28] et son rapport de force.

Ce plaisir se fait aussi au détriment des crachats, des dents et des doigts jaunes, de l'odeur de la fumée. Ils laissent une trace de ce plaisir, une trace qui dégoûte. C'est ce même dégoût qui vient à la rescousse du fumeur quand il a décidé d'arrêter. Le plaisir n'y est plus et pourtant, cela continue. Cela torture l'esprit : « Quand vais-je arrêter ? ». Ce plaisir n'est pas simple. Un soupir.

Il fait intervenir le sensible : « J'ai du plaisir » comme autant de déclinaisons de la possession (avoir) dans une dualité entre l'être et l'avoir : je *suis* heureux, mais j'*ai* du plaisir. Cette possession peut impliquer l'idée d'accumulation, spécialement si ce plaisir est solitaire, sous le seul jugement de soi. Le plaisir partagé est un plaisir dompté, cadré, contenu.

Le fumeur est en quête du plaisir comme d'un paradis perdu, un état d'extase qu'il recherche sans cesse, de manière régulière, voire compulsive. Cette quête fait poindre la

---

[28] Voir M. Mauss, M. Godelier concernant les règles du don.

question de l'insatisfaction, ou du déplaisir, cette absence de plaisir qui est un état que l'individu fuit, qu'il n'aime pas.

Le plaisir laisse un souvenir, qu'on recherche nostalgiquement[29]. Il porte alors le nom de désir. Ce souvenir serait idéalisé comme épuré de toutes ses imperfections. Cette pureté mériterait tous les sacrifices y compris un lien de dépendance où le déplaisir, le manque (sevrage de cigarette) serait le prix à payer. Car le quotidien de la cigarette déçoit, réduit à l'habitude.

Le plaisir est singulier dans sa sensation : celle-ci n'est pas échangeable si ce n'est par des mots, des descriptions. Le plaisir peut se vivre à deux ou à plusieurs, mais cela n'enlève pas la singularité sensationnelle du plaisir.

Cette sensation positive a une durée, une temporalité : il y a un avant et un après. Il y a le moment du plaisir et il y a le moment sans plaisir dont le contraste pourrait nous amener à un sentiment de déplaisir, une absence de plaisir qui devient négative. L'avant-plaisir est une situation de l'attente, d'une mise en tension, d'un désir.

Il peut concerner une dualité du corps et de l'esprit. Le plaisir sensationnel passera par le corps. Le plaisir de l'esprit passe par la connaissance, par notre capacité de savourer notre être-au-monde, notre entendement du monde.

Le plaisir peut être en lien avec la question d'un besoin, d'un état de manque dont le comblement nous procure une sensation positive. Ce comblement induit l'idée d'une plénitude, d'une complétude, du Un. Cette complétude est en lien avec une coupure, fut-elle traumatique par une exclusion du paradis perdu. Elle ouvre une béance qui fera le lit d'une demande à satisfaire. Le cri est lancé.

---

29 Étymologiquement, la *nostalgie*, c'est la douleur du passé, du grec ancien νοστος « retour » et αλγος « douleur, mal ». C'est cette nostalgie qui prépare le retour d'Ulysse en terre d'Ithaque. Cette douleur pourrait venir de la différence entre l'image qu'on s'est faite d'un endroit quitté par rapport à la réalité des retrouvailles.

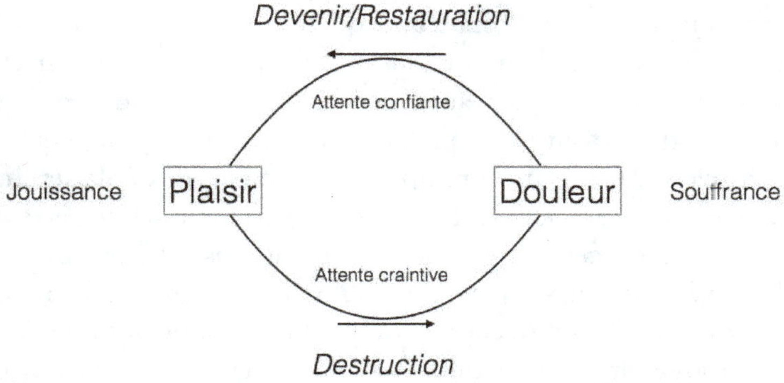

Dans *Philèbe*, Platon nous invite à penser le plaisir comme en dialogue avec la douleur, dans un mélange dynamique, rendant compte de sa fêlure par rapport à sa pureté dont on pourrait rechercher la vertu. Le plaisir est un devenir, une restauration, dans une attente confiante par rapport à un état antérieur qui était l'absence de plaisir, le vide. Platon prend l'exemple de la faim. C'est un état de douleur, de souffrance où le corps éprouve la sensation du vide, du manque, mais tendu dans une attente confiante de la réplétion. À l'inverse, la réplétion peut amener l'attente craintive du vide, de cette faim à venir. Platon, dans son développement logique, en arrive à la conclusion que le plaisir et la douleur ne peuvent pas être que situés uniquement du côté de la sensation. L'âme nous amène des pensées qui peuvent être plaisantes ou douloureuses. Ces pensées se construisent autour de la mémoire induisant une opinion qui peut être fausse. La mémoire est faillible.

Dans le prolongement de cette pensée, nous pourrions proposer que notre recherche de plaisirs soit une quête nostalgique d'un devenir construit autour d'un souvenir d'une expérience sensitive. Cette nostalgie pourrait être déçue par l'expérience actualisée de la sensation et pourrait amener une souffrance qui relancerait une quête désespérée. Mais l'état d'absence de douleur ou sans plaisir actif, à savoir un état « ni/ni » n'est-il pas aussi un plaisir, celui d'être sans sensations surtout pour quelqu'un qui a connu la longueur de la douleur ? Cet état est remplacé par un état de déplaisir chez la personne addict. Sous l'emprise de son manque de geste ou de substance, cette personne ne connaît plus cet état « ni/ni ». Elle n'éprouve pas un état d'équilibre qui est un état de plaisir. Au mieux, l'ennui occupe cette position. La personne addict ne trouverait cet état que dans la recherche d'un excès de plaisir qui, chez elle, est ramené à un état « acceptable » dans l'échelle du déplaisir.

Kant (*Anthropologie du point de vue pragmatique*) reprend l'idée platonicienne : à tout plaisir, la douleur est antérieure, car l'homme se projette dans un futur meilleur que l'état présent. « La douleur est l'aiguillon de l'activité » (p. 151). L'ennui est une absence de sensations qui crée un état désagréable que l'homme fuit au point même de préférer une action nuisible pour lui qu'un état d'oisiveté. Ainsi, Kant cite (p. 152) :

> « Le tabac qu'on fume ou qu'on prise est lié à une sensation désagréable. Mais parce que justement la nature (le nez et le palais sécrétant des mucosités) supprime instantanément cette douleur, le tabac (surtout quand on le fume) forme une sorte de compagnie qui entretient et éveille de nouvelles sensations et aussi de nouvelles pensées, même si ces dernières ne sont que des vagabondages. »

Si la nature du tabac est irritante, le corps et la conviction qui l'anime viennent neutraliser l'irritation pour la porter à la valeur du plaisir. Cette neutralisation vient aussi à point face à l'ennui.

Ce plaisir demande un travail, une mobilisation de l'individu pour le trouver, il implique une action. Il y a une quête, une recherche du plaisir qui peut nous amener à penser cette quête comme un esclavage, une astreinte. Le sujet est aliéné au plaisir comme récompense à un acte qui peut être qualifié de bon pour soi ou pour les autres. Cette récompense est souvent associée à la sphère sexuelle dont le but premier est de donner, à l'espèce « coupée en deux » par la *sexion*, la motivation pour aller rechercher un partenaire complémentaire afin de permettre la perpétuation de l'espèce sous forme d'une reproduction. C'est ce qui amène Schopenhauer (*in* Métaphysique de l'amour sexuel[30]) à considérer le plaisir comme une ruse pour permettre à la nature de continuer son chemin dans la perpétuation, l'amour n'étant que le miroir, l'illusion de cette destinée première.

Freud évoque le principe de Plaisir comme l'activité psychique mobilisée par la recherche de plaisir et l'éviction du déplaisir sous le coup du principe de réalité[31]. Mais Freud se rendra compte que ce principe n'explique pas les tensions qui procurent du plaisir comme dans les comportements à risque… Dans *Au-delà du principe de plaisir*, il développera la notion de pulsion de mort pour expliquer ces phénomènes.

La pulsion (*Trieb* en allemand) comprend une partie psychique dans la mesure où elle mobilise l'esprit, elle passe par son intermédiaire pour pouvoir agir dans le corps d'où elle peut s'originer. Sa lecture étymologique renvoie à la notion de « pousser », quelque chose qui pousse le sujet dans une direction. On peut extrapoler en imaginant que cette poussée se passe dans le dos, derrière le sujet, d'une manière non consciente, cette conscience vigile qui contrôle tout. La pulsion nous échappe. À la différence des animaux, la pulsion est humaine, elle se distingue de l'instinct qui est un

[30] Schopenhauer A., *Le Monde comme volonté et représentation*, Paris, PUF, 2014.

[31] Le psychisme adapte son fonctionnement selon les conséquences du principe de plaisir en lien avec les conditions du monde extérieur. Il accepte un certain déplaisir transitoire avant le plaisir.

programme figé entre le stimulus et la réponse. Ici, la pulsion peut se réveiller sans stimulus et elle n'a pas de but prédéfini, elle cherche un objet qui peut être variable (polymorphe) en fonction du sujet. Elle peut se décaler de la question du besoin. Ainsi, quatre caractéristiques[32] définissent la pulsion : la poussée, la source (*directe* au niveau des zones érogènes, *indirecte* au niveau des autres parties du corps ou du corps entier), le but (finalité et moyen pour la décharge), l'objet (interne/externe). La pulsion induit une tension, une mise en pression, un déplaisir qui annonce une décharge attendue (plaisir primordial), qui prendra la couleur du désir. Le fantasme, par la représentation de l'objet d'attrait, est contingent de la pulsion. Freud, dans *Trois essais sur la théorie de la sexualité*[33], évoquera le caractère d'emblée perverti de la sexualité humaine, la normalité n'étant que le négatif du pathologique, un subtil équilibre des tendances visant la « perpétuation » de l'espèce (pulsion de vie) opposée en cela à l'extinction et sa pulsion de mort. La pulsion n'obtient pas toujours satisfaction à son objet : si j'ai faim, je vais avoir envie de manger quelque chose. On est dans le registre du besoin. Mais je peux avoir envie de manger quelque chose parce qu'il permet d'accéder par son intermédiaire à la satisfaction. L'objet supposé est un prétexte. En dépassant le dégoût naturel pour la fumée[34] dans l'initiation tabagique, la passion du fumeur vient rendre compte de l'investissement sexuel. C'est ce même dégoût qui vient à la rescousse dans sa tentative de sevrage, indiquant par cet intermédiaire la force sexuelle de ce désir.

> « Notre attention est attirée sur ce facteur de dégoût qui fait obstacle à la surestimation libidinale de l'objet sexuel, mais qui peut, à son tour, être surmonté par la libido. [...] La force sexuelle aime à s'exercer dans le

---

32 Brusset B., *Psychanalyse du lien*, Paris, PUF, 2005.

33 Freud S., *Trois Essais sur la théorie de la sexualité*, Paris, PUF, 2010.

34 Naturellement, les êtres vivants fuient la fumée. Elle est irritante pour les muqueuses et les voies respiratoires.

surmontement de ce dégoût » (*Trois essais sur la théorie de la sexualité*, p. 27).

Freud distinguera deux pulsions : la pulsion de vie et la pulsion de mort, spécialement à la fin de sa vie. Le concept de pulsion de mort a été élaboré pour rendre compte des comportements à risque, du sadisme, du masochisme qui peut prendre une tournure collective[35] dans les fascismes et autres génocides. Si la pulsion de vie vise le lien, la structure dans une dynamique de tension/détente, la pulsion de mort vise le point zéro (Nirvana), le point avant la vie, l'inorganique dans une logique destructive. La pulsion de vie rend compte du mouvement d'enthalpie en thermodynamique. Il faut de l'énergie pour garder la structure complexe en état, et ceci, dans une ligne du temps. La pulsion de vie intègre la question du manque, l'usure du temps, notre mortalité, par cette quête d'un objet sexuel dont on espère un plaisir au passage (ou l'éviction du déplaisir), mais n'ayant que pour finalité la reproduction de l'espèce, créant une génération, témoin de notre dette imprescriptible de vie. Il y a donc toujours une tension de base. Dans la pulsion de mort, le but est l'absence de tension, la recherche d'un état « thalassique[36] », rappelant cet état gestationnel où nous n'avions besoin de rien puisque tout nous était donné. Dans cette dynamique, le Moi prend toute son importance. La pulsion de mort est à son service, tel Méphisto (voir Faust). La destructivité à l'œuvre dans cette pulsion donne au Moi un sentiment de toute-puissance dans l'illusion que l'autre est réduit à un objet qu'on écrase[37]. Mais ce sujet « écrasé » donne une place fondamentale à la subjectivité (et sa soumission) du bourreau : il exprime par cette toute-puissance sa singulière dépendance à l'autre, car sans l'autre, le bourreau n'existe pas. Cette position du maître et de l'esclave a été débattue entre autres par Hegel dans sa

---

35 Freud S., *Malaise dans la culture*, Paris, PUF, 1995.

36 Ferenczi S., *Thalassa : psychanalyse des origines de la vie sexuelle*, Paris, Payot, 1962.

37 Étymologiquement, l'objet est ce qui résiste à notre volonté.

Phénoménologie de l'esprit. Dans notre modèle économique, la question de la destructivité est opérante dans la consommation et la création de déchets. La thésaurisation de l'argent en capital et l'esclavagisme du travail, y compris dans son taylorisme, rendent compte des aspects pulsionnels y compris mortifères [38]. Le fumeur en consommant des cigarettes formatées par l'industrie joue de cette destructivité, y compris dans sa santé.

Pour A. Green [39], après avoir émergé de la dyade fusionnelle avec sa mère, l'enfant s'appuie sur son narcissisme primaire, vitalisé par les pulsions de vie, mais aussi associé au sadisme primaire. Ce dernier vise à tester la dureté des choses vivantes, dont le sein de la mère (stade sadique oral – M. Klein). Ce sadisme primaire est l'expression de la pulsion de mort, visant la destructivité et le niveau zéro de l'excitation. Ce sadisme primaire, poussé par la libido narcissique (ou *Self*), est expulsé, laissant un résidu masochiste primaire. Ce sadisme ne réapparaît qu'au niveau de l'objet (but de la pulsion) dans une dynamique sexuelle dont la maîtrise de l'objet n'est que la manifestation. De l'emprise amoureuse manifestée dans l'anéantissement de l'objet par l'oralité[40], la maîtrise dans la génitalité laissera place à l'ambivalence amour-haine. Leur équilibre sera dépendant de l'interaction vécue de ces différents jeux avec la fonction maternelle et les possibles courts-circuits projectifs de cette dernière. Lorsque les expériences douloureuses ne permettent pas le principe de plaisir, la destructivité devient irreprésentable et laisse l'angoisse mortelle envahir tout le psychisme. Cette irruption traumatique de l'inattendu va entraîner la répétition de la première fois, paralysant le psychisme de la succession de l'Un. Le psychisme ne parvient plus à imaginer le jeu

[38] Maris B., Dostaler G., *Capitalisme et pulsion de mort : quand Freud rencontre Keynes*, Paris, Fayard/Pluriel, 2010.

[39] Green A., *Pourquoi les pulsions de destruction ou de mort ?*, Paris, Éd. du Panama, 2007.

[40] « Tu es belle à croquer. »

d'apparition et de disparition véhiculé par l'imaginaire de la mort comme un imaginaire érotique (Israël, *Pulsions de mort*, 2007). L'angoisse est le résultat de notre appréhension de la réalité inconsciente que l'autre est indispensable à notre existence. En répétant compulsivement, nous cachons ce jeu d'apparition et de disparition, ce jeu où l'autre est mortel et incomplet. Le fumeur en répétant à l'infini le geste tabagique cache, dans les volutes de sa fumée, sa révolte prométhéenne, celle qui l'a rendu incomplet et mortel. Il devient bourreau et victime de sa cigarette comme pour sentir qu'il vit encore en faisant fi de la mort.

Pour résumer l'argumentaire autour de la pulsion de vie et de mort, nous proposons le tableau suivant :

Pulsion de vie	Pulsion de mort
Éros	Thanatos
Procréation	Destruction
Altérité	Égoïsme, narcissisme
Temporalité	Répétition
Liaison	Déliaison
Organique	Inorganique
Représentable	Irreprésentable
Intégration du manque	Exclusion du manque

Ce que nous retenons également, c'est la notion fondamentale de relation d'objet [41] comme motion pulsionnelle. La pulsion se mobilise parce qu'il y a des gens

[41] Brusset B., *Psychanalyse du lien*, Paris, PUF, 2007.

autour d'elle qui ont donné une réponse aux déplaisirs manifestés de l'enfant. Le corps du bébé est d'abord manipulé par un autre que lui. Il le soigne, il compense son immaturité. Son corps fait des expériences de sensations (y compris autoérotiques) et s'en souvient au travers de représentations. L'enfant comprend qu'il peut interagir, avec des réponses plus ou moins satisfaisantes, voire désagréables, mais dans un climat de dépendance. Il est en demande d'amour et s'imagine beaucoup de choses. Sa rencontre avec les objets réels va être teintée par ses souvenirs de satisfactions antérieures. À ses expériences de sensation du corps, aux réponses à ses demandes, le jeune enfant va s'organiser une vision des choses et en particulier des liens entre des parties de son corps, le corps entier et son environnement relationnel et objectal. Ces éléments vont constituer le lit de fantasmes (et donc de désirs) qui se cristalliseront selon les étapes de maturité psychoaffective et sexuelle. Ainsi, la psychanalyse parlera de stade oral, anal, phallique et génital. Ces étapes correspondent à une sensibilité particulière d'une partie du corps qui va constituer le média interactionnel avec l'environnement humain. L'autoérotisme peut rester figé à une de ces étapes en fonction de la qualité (négative) relationnelle vécue. Plutôt que d'avoir une vue intègre et variée de la relation à l'autre, le sujet adulte va privilégier un mode de relation d'objet partiel sous le couvert d'une confiance à son narcissisme.

> « Le désir d'un amour total et inconditionnel est la première et la plus fondamentale des formes de relation d'objet. [...] Le narcissisme est une tentative de se donner à soi-même ce qu'on n'a pas obtenu de l'objet. L'agressivité est une réaction à la perte d'amour primaire, elle est toujours secondaire » (Brusset, p. 82).

Le désir

> « Il s'emploie à activer en mon sein un feu sauvage qui me donne un ardent désir de cette belle image. Ainsi, je passe en titubant du désir à la jouissance, et de la

jouissance, je languis de désir. » (Goethe, Faust 1, in *Forêt et caverne*)

Le désir implique la notion de tension, d'attirance vers un pôle dont on a la croyance que l'action qui sera menée apporte une récompense ou un effet qu'on estimera être bon pour soi ou pour les autres. On ne peut donc désirer que ce qui nous a été amené à faire une expérience. Peut-on avoir un désir de quelque chose dont on n'a pas eu l'expérience mais dont on pourrait penser qu'elle serait intéressante à vivre ? On pourrait ainsi penser que ce pôle attractif pourrait combler le manque, le déplaisir. On donne une valeur à ce pôle et cette valeur donnera la portée de l'attraction.

Un détour vers l'étymologie[42] nous renvoie aux racines latines suivantes :

- *desideratio, onis* : désir
- *desiderare* : se plaindre du manque de, perdre
- *desiderari* (passif) : être perdu, convoiter
- *siderari* : être frappé d'une influence maligne des astres, devenir frénétique

En se basant sur cette lecture, on peut en déduire que le désir serait animé par quelque chose d'inaccessible – « l'inaccessible étoile[43] » d'un Don Quichotte de la Mancha – quelque chose qui donna naissance à la vie des hommes, cette cosmologie transcendantale où chacun fait des plans sur la comète ou discute du sexe des anges. Le désir animerait notre pensée, il nous ferait tendre vers quelque chose de grand, de sublime. Cette tension serait construite autour d'un manque, car à vouloir s'arc-bouter sur le Très Haut, le Très Grand, il s'en décline une petitesse relative dont une position passive

---

[42] Goelzer H., *Dictionnaire latin-français*, Paris, Éd. Garnier Flammarion, 1966.

[43] Repris dans une célèbre chanson de Jacques Brel, *La quête*, en 1965. Extrait : « Aimer jusqu'à la déchirure /Aimer, même trop, même mal, / Tenter, sans force et sans armure, / D'atteindre l'inaccessible étoile [...] ».

« avoir été réduit à la petitesse » pourrait nous amener à convoiter chez l'autre cette part de nous manquante dont l'autre pourrait être détenteur. Une convoitise qui n'est autre qu'un désir de ce qui est supposé appartenir à autrui, quelque chose qui est *inter-dit*, lié par le langage. La jouissance pointe. On ne convoite pas ce qui n'est pas lié, sans valeur.

Quand le fumeur a *envie* de cigarette, il n'a envie que de ce dont il estime qu'il lui apportera quelque chose de positif, quelque chose de plus que le vide, le manque qu'il perçoit au moment de son envie. Le manque qu'il exprime à ce moment, c'est celui de cigarette alors que le manque pourrait concerner d'autres champs. Son désir serait unique, total. La seule chose qui pourrait le sortir de là, c'est une cigarette. Le schéma de pensée du fumeur à ce moment serait ainsi réduit à une seule possibilité. Un désir entonnoir. Dans *Le Banquet*, Platon nous invite à penser l'amour comme cette quête de ce qu'on ne possède pas, dessinant les contours du manque.

> « Aussi, l'homme qui est dans ce cas, et quiconque éprouve un désir, désire ce dont il ne dispose pas et qui n'est pas présent. Et ce qu'il n'a pas, ce qu'il n'est pas lui-même, ce dont il manque, voilà les objets de son désir et de son amour. » (Platon, *Le Banquet*, 2e partie)

Cette dynamique s'inscrirait-elle donc dans une ligne du temps où l'avenir nous apporterait des promesses de bonheur ?

Si le désir renvoie à une tension, une direction – y compris temporelle –, il renvoie également à la notion de pulsion, une force qui pousse le sujet vers un objectif. Cette pulsion implique l'action du corps qui est à la fois origine de la pulsion et moteur de la pulsion, car une pulsion sans corps ne reste qu'à un état de sensation cérébrale. Peut-on imaginer une pulsion sans corps ? Elle amène inexorablement une tension non contenue qui pourrait devenir folle tant elle s'emparerait de l'esprit, sans régulateur externalisé. Le sujet serait aliéné à une pulsion folle. La pulsion s'imagine un objet, qui peut prendre toutes sortes de formes.

« Elles seraient des tendances motrices fondées sur des images a priori. » (B. Stiegler, *La société automatique*, 2015)

Mais cette fixation sur un objet nous place dans un lien, un attachement.

Le désir serait attiré par des images, des inscriptions dans la mémoire d'une sensation, d'une idée figée dans une image qui serait à ce point marquante. Elle séduirait le regard de notre esprit. Le désir serait sans fond, infini. Il pousserait vers l'excès, voire la toute-puissance. Le désir serait ce mal humain comme compensation prométhéenne à notre néoténie humaine, notre manque fondamental. Dans la pharmacologie de Platon (*Protagoras*[44]), ce manque nous distinguerait des animaux soumis à la loi du besoin. Notre langage ne serait que l'expression de ce désir, celui qui nous tend vers l'autre, soumis à ce manque, cette petitesse relative au Très Haut, pur absolu, très haut d'où nous avons été exclus, déchus (du paradis perdu). Nous serions plongés dans la réalité de ce manque et nous userions de tous les subterfuges du langage pour nous faire des films. Nous voilà coupés, déconnectés de cette béatitude. Nous ne pouvons que la réifier par le langage, tendu vers l'autre dans une demande d'amour.

Le fumeur se lie à la cigarette qu'il désire. Il la croit capable de donner ce qui lui manque, ce même manque qui s'évapore dans les volutes de fumée comme pour consister « l'inconsistable ». Sans elle, il n'est plus rien. Mais comme toute histoire d'amour, elle finit dans le désamour. Après la lune de miel se dessine une lune de fiel où le désir s'estompe au profit d'une habitude, une banalité qui automatise le geste, comme rebut de la parole (*Philosophie du geste*, M. Guérin, 2011). Cette parole est close par la cigarette et ne laisse qu'une trace de son passage par cette fumée produite, seule création de ce moment d'intimité. « C'est une compagne, une amie. »

---

[44] Platon (traduction E. Chambry), *Protagoras Euthydème Gorgias Ménexène Ménon Cratyle*, Paris, GF Flammarion, Paris, 1967.

Une amie qui se tait, mais ne vous veut pas du bien[45]. Elle reste muette aux plaintes, mais nourrit le fumeur d'une illusion, celle de le calmer, de donner une contenance à son agitation, un frémissement morbide. Le fumeur contemple la liberté de son geste, passivement, résigné, comme un couple de vieux amants qui restent ensemble par habitude, laissant passer le temps, effaçant les bons souvenirs.

Pour Kant (*Anthropologie du point de vue pragmatique*), le désir (p. 177) est l'autodétermination du pouvoir d'un sujet par la représentation d'un fait futur, qui serait l'effet de ce pouvoir. Le désir impliquerait la croyance et l'imagination. La croyance parce que nous imaginons des choses fondées sur un espoir : avoir du plaisir ou un état agréable pour nous et nous sommes dépendants de cette vision, nous sommes séduits par elle. Quand un désir prend toute la place des autres désirs, il empêche le choix de l'esprit. Nous tombons alors dans la passion, car elle fait fi de l'autre (possibilité), elle fait fi de la recherche de liberté intérieure. « La raison dans le domaine de la sensibilité pratique va de l'universel au particulier, selon le principe qu'il ne faut pas, au profit d'une seule tendance, rejeter toutes les autres dans l'ombre ou les tenir à l'écart, mais considérer que chaque tendance peut subsister avec la somme de toutes les autres » (p. 196). Le fumeur en portant son dévolu sur la cigarette, « je n'ai que cela comme plaisir », s'enferme dans une passion qui, selon Kant, est inguérissable sans remèdes ni médications.

Pour René Girard (*La violence et le sacré*[46]), le désir est mimétique. Il est mobilisé par le désir de l'autre qui amène une rivalité violente[47] générant, au paroxysme de la crise, le sacrifice du bouc émissaire (*pharmakos* en grec), externalisation

---

[45] En faisant allusion au film de D. Moll *Harry, un ami qui vous veut du bien*, sorti en 2000.

[46] Girard R., *La violence et le sacré*, Paris, Albin Michel, 1990.

[47] Voir aussi Bergeret J., *La violence fondamentale*, Paris, Dunod, 2000.

de la conflictualité. Le double monstrueux, représenté par le masque ou le monstre informe de la mythologie[48] – pouvant amener la possession des esprits – n'est que la manifestation de cette mimésis. Le désir de l'autre forme un duo avec l'objet de son désir qui crée chez l'autre le sentiment de ne pas en faire partie, d'être hors du couple, mais dans la jalousie. Tel est l'avis de J.-P. Dupuy dans *La Jalousie, une géométrie du désir.* C'est peut-être ce qui titille l'ex-fumeur de voir le fumeur faire couple avec l'ancien objet de son désir dont il garde des restes de nostalgie, prêts à reflamber à la moindre étincelle de frustration.

Dans *Anti-Œdipe*[49][50], Gilles Deleuze et Félix Guattari nous invitent à penser le désir dans sa machinerie désirante, comme résultat synthétique de la dynamique du corps, fait d'organes en interaction, autant d'objets partiels formant un tout. La machine se définit comme un système de coupures (prélèvement, détachement, reste). Le réel découle de l'autoproduction de l'inconscient, qui produit du désir (*Anti-Œdipe*, p. 36). Il n'est pas que l'étayage d'une expérience d'un besoin manqué créant une filiation aux besoins, c'est le contraire.

> « Le manque est un contre-effet du désir, il est déposé, aménagé, vacuolisé dans le réel naturel et social. Le désir se tient toujours proche des conditions d'existence objective, il les épouse et les suit, ne leur survit pas, se déplace avec elles, c'est pourquoi il est si facilement désir de mourir, tandis que le besoin mesure l'éloignement d'un sujet qui a perdu le désir en perdant la synthèse passive de ces conditions. » (p. 36)

Pour eux, le désir sort d'une causalité interne-externe (idéaliste) au travers d'un objet extérieur manquant, mais la

---

48 Dionysos, le Minotaure…

49 Deleuze G., Guattari F., *L'Anti-Œdipe – capitalisme et schizophrénie 1*, Paris, Les Éditions de Minuit, 1973.

50 Sibertin-Blanc G., *Deleuze et l'Anti-Œdipe : la production du désir*, Paris, PUF, 2010.

cause du désir produit un fantasme dans lequel elle se représente elle-même ainsi que son manque constitutif. Le familialisme n'est plus un prétexte à la structuration de ce désir.

> « En recadrant la vie de l'enfant dans l'Œdipe, en faisant des relations familiales l'universelle médiation de l'enfance, on se condamne à méconnaître la production de l'inconscient lui-même, et les mécanismes collectifs qui portent à cru sur l'inconscient, notamment tout le jeu du refoulement originaire, des machines désirantes et du corps sans organes[51]. » (p. 59)

Il y aurait une univocité du désir et de sa production tant dans le champ psychique que social : il n'y a pas d'une part la réalité psychique et d'autre part la réalité matérielle.

> « Nous disons que le champ social est immédiatement parcouru par le désir, qu'il en soit le produit historiquement déterminé, et que la libido n'ait besoin de nulle médiation ni sublimation, nulle opération psychique, nulle transformation, pour investir les forces productives et les forces de production. Il n'y a que du désir et du social et rien d'autre. » (p. 38)

Il y a une immanence du désir et du social dans une production du réel historique.

Il revient à Lacan d'avoir proposé que le désir[52] soit le lien entre la pulsion (du sujet) et l'objet, déposé dans l'Autre comme une énigme qui nous fait parler. Cette énigme devient le phallus dans la dynamique œdipienne. Ce désir est mobilisé par un fantasme originel, relevant de la dialectique avec

---

51 Un corps sans organes (CsO) est différent d'un organisme qui est une structure déterminée. Ce « CsO » s'oppose à l'organisation toute faite venant du dehors. Le pouvoir médical essaie de réduire le corps à un organisme. Le corps est seul, dans son simple vitalisme, et il y a les organes qui peuvent en faire à leur tête. Voir Duportail G.-F., « Autopsie du corps sans organes », in *Essaim*, 2011, 26, n° 1, p. 91-113, 2011.

52 Lacan J. (textes établis par Miller J.-A.), *Le séminaire livre VI : le désir et son interprétation*, Paris, La Martinière, 2013.

l'image de soi reflétée dans l'autre (stade du miroir). Le désir n'a pas d'objet dans la réalité, il se base sur des images inconscientes liées à une satisfaction. Mais cet imaginaire a « besoin » de la relation à l'autre devenant l'Autre.

> « Il y a en effet dans cet Autre un quelque chose qui met toujours le sujet à une certaine distance de son être, et qui fait que, cet être, il ne le rejoint jamais, qu'il ne peut l'atteindre que dans cette métonymie de l'être dans le sujet qu'est le désir » (*Séminaire VI*, p. 34).

Cet Autre va donner du sens aux manifestations de l'enfant. C'est de cette « codification » que l'enfant va s'imprégner pour organiser son expression (y compris sa demande) et son langage. Il s'inscrit dans l'ordre symbolique apporté par l'Autre. Cet Autre va être investi d'une captation qui prendra les aspects de l'amour. L'enfant cherche à être l'objet du désir de cet Autre : être satisfait sans l'avoir demandé, comme dans un paradis. En demandant quelque chose de l'autre, on s'inscrit dans la question du manque. Le manque à être, c'est le phallus, le signifiant[53] manquant. La dynamique œdipienne va lui en donner toute la portée.

La jouissance

> « On ne jouit pas de ce qu'on possède » (Kant, *Anthropologie du point de vue pragmatique*), mais la possession suppose « une puissance dont on croit qu'elle suffit pour remplacer toutes celles qui manquent » (Kant).

---

[53] Le signifiant a la primauté au signifié. Il s'inscrit dans une chaîne métaphorique : un signifiant en remplace un autre jusqu'au point « capiton » entre le signifiant et le signifié. Je dois attendre la fin de la phrase pour comprendre le sens du premier mot. Cela est représenté dans le *graphe du désir*.

La jouissance (Van Reeth[54]) a d'abord une portée juridique concernant le droit de propriété « jouir d'un bien », soulignant la question de l'appropriation d'objet. La jouissance sexuelle, qui en est sa déclinaison la plus connue, est plus du côté de la possession d'un sujet comme dans l'amour « possessif » ou « être possédé par un esprit ». La jouissance implique donc un lien nécessaire à son exécution, un lien avec un autre dans lequel le soi-même se regarde jouir de ce corps, mais tout en se sentant possédé pour exister jusqu'à l'extase, cette sortie de soi. L'autre ne peut être que le spectateur passif de cette exultation du corps. La jouissance ne peut être qu'individuelle, elle exclut le collectif à la différence de la réjouissance populaire autour de fêtes pouvant être dans le débordement dionysiaque. La jouissance est du côté de l'excès comme le désir, son cousin. Cet excès est à l'extrémité du sentir tant douloureux qu'agréable, entre douleur et plaisir. Ce point paroxystique amène le sujet à se dissoudre dans une esthétique qui intègre le Sentir et le Beau. Celui-ci renvoie à l'image, car elle annonce quelque chose qui va advenir. Le fantasme soutient l'espérance de la jouissance, cette quête d'une tension dont on connaît l'aboutissement agréable. Cette dissolution peut être liée à la pulsion de mort, cette a-tension finale du sujet, soumis à la finalité du temps et de l'espace.

> « [...] C'était le genre de rage des gens riches qui, possédant bien plus que ce dont ils peuvent jouir, perdent soudain ce qu'ils avaient depuis longtemps sans jamais s'en servir ou sans en avoir eu besoin. » (J. R. R. Tolkien[55])

On ne peut pas s'approprier quelque chose qu'on ne possède pas, c'est-à-dire notre désir, car c'est lui qui nous possède l'esprit et nous amène à toutes les extravagances. La maladie du capitalisme (l'accumulation d'objets) n'est que

---

[54] Van Reeth A. et Nancy J.-L., *La jouissance*, Paris, Éd. Plon-France culture, 2014.

[55] Tolkien J. R. R. (trad. Ledoux F.), *Bilbo le Hobbit*, Paris, Le Livre de Poche, 2013 (1937), p. 274.

l'illusion d'une possession qu'on n'a pas. Le désir s'exprime dans le langage qui, comme lui, sans fin, peut déformer la réalité (le mensonge).

Jacques Lacan (*Séminaire XX*[56]) analyse la jouissance à partir de sa définition juridique de l'*usufruit* qui spécifie qu'on peut jouir de ses moyens, mais sans les gaspiller : il faut en laisser un reste pour la transmission à la génération suivante. Cette notion implique la question de l'autre, celui qui n'est pas nous, dans l'usage d'un objet supposé nous donner une sensation satisfaisante. Mais cet accès est barré par une loi, un interdit pour organiser la vie sociale. Cela implique un renoncement à une pulsion. La jouissance consiste en un forçage de la barrière du principe de plaisir (De Mijolla, *Dictionnaire international de la psychanalyse*). En enfreignant l'interdit de Dieu (arbre de la connaissance du Bien/Mal), Adam et Ève (Genèse, 3) placent leur satisfaction sous le coup de la jouissance, mais du côté du leurre, du détournement du langage, de la sé-duction[57], dans une fantasmagorie. Le corps est ainsi marqué par la faute, la mortification. Jouir de l'autre, au travers de son corps, nous amène structurellement dans la question de l'Un par rapport à soi, ce Tout dont nous sommes une partie, un morceau, un lambeau qui tient à un fil. Être tout pour l'autre dans l'amour, c'est la signature de cette béance, de cette incomplétude dont on fait tout un baratin.

> « Jouir a cette propriété fondamentale que c'est en somme le corps de l'un qui jouit d'une part du corps de l'Autre. » (*Séminaire XX*, chap. 2)

La jouissance de l'homme et de la femme n'est pas sur le même rapport : l'homme est soumis à la jouissance phallique dont l'un (homme) pourrait le perdre « tous sauf Un » et l'autre (femme) ne peut qu'en être privée et qu'en espérer quelque chose, car « elle n'est pas toute ». La jouissance féminine sera donc plus du côté de la jouissance de l'Autre, celle d'une infinitude, qui dépasse la question de l'organe de

---

[56] Lacan J. (textes établis par Miller J.-A.), *Encore*, Paris, Seuil, 1975.

[57] Du latin : *se* (soi) et *ducere* (conduire) : conduire à soi.

jouissance. La jouissance humaine est principalement marquée par le manque que par la plénitude. Le phallus donne l'illusion de combler cette béance, ce manque-à-être. En comblant cette béance par un objet addictif, que le sujet manipule indéfiniment, on colmate la question par du mortifère en remplacement de la fonction phallique de notre sujétion (Chemama R., *Dictionnaire de psychanalyse*).

> « Depuis toujours, la théorie cosmique de la connaissance, la conception du monde, fait état de l'exemple fameux de la fumée qu'il n'y a pas sans feu. Et pourquoi n'avancerais-je pas ici ce qu'il me semble ? La fumée peut être aussi bien le signe du fumeur. Et même, elle l'est toujours par essence. Il n'y a de fumée que de signe du fumeur. Chacun sait que si vous voyez une fumée au moment où vous abordez une île déserte, vous vous dîtes tout de suite qu'il y a toutes les chances qu'il y ait là quelqu'un qui sache faire du feu. Jusqu'à nouvel ordre, ce sera un autre homme. Le signe n'est donc pas le signe de quelque chose, mais d'un effet qui est ce qui se suppose en tant que tel d'un fonctionnement du signifiant. » (Lacan, *Encore*, chap. IV, p. 65)

La fumée que dispense le fumeur serait-elle un signe de sa présence à l'autre, mais disant quelque chose de lui ? La fumée indique que le fumeur sait faire de la fumée, mais que connaît-il vraiment du feu qui anime son désir ?

Prométhée, en volant le feu des dieux par la ruse et la duperie, n'est-il pas mû par une angoisse ? Tout le monde, et principalement Zeus, n'est pas dupe de ses ruses. A-t-il peur d'être seul, lui qui bouleverse les loyautés ?

> « Je vous montre un objet que j'ai ravi par la force ou la ruse, parce qu'il y a quelque part un autre objet, le mien, le petit a, qui mériterait qu'on le considère, qu'on le laisse un instant s'isoler. Cette fonction de l'isolement

de l'être seul est en quelque sorte le pauvre corrélatif de la fonction de l'angoisse. » (Lacan[58])

Le fumeur, en s'appropriant le feu détenu par les pères (pairs), interroge le lien et sa déliaison ainsi que la délimitation du manque. Lorsque ce manque n'est pas délimité ou difficilement supportable, la tentation du sujet peut être de faire semblant qu'il n'existe pas en se projetant dans la répétition. Celle-ci étant illimitée, elle élude la finitude du manque. En additionnant cigarette sur cigarette, le fumeur élude le manque pour le noyer dans l'habitude. Le manque ne devient plus qu'un « besoin » de nicotine, l'angoisse biologique de la chose voilant l'autre désir, muté en jouissance morbide.

Pour A. Bazan[59], la jouissance est liée à la tension musculaire, corporelle liée elle-même au souvenir d'une satisfaction pulsionnelle. Lorsque l'enfant manifeste un besoin, le soignant va interpréter et donner un sens à la demande et y répondre d'une certaine manière. La tension corporelle liée à cette attente deviendra l'inscription de la jouissance. Cette tension met en jeu le système dopaminergique mésolimbique (NAS-DA[60]). C'est ce même système qui est mobilisé lors d'un traumatisme. Le lien entre jouissance et traumatisme, par ce système physiologique, est avancé. Rappelons que ce système mésolimbique comprenant le noyau accumbens est particulièrement activé dans le processus d'addiction y compris tabagique par l'intermédiaire des récepteurs nicotiniques alpha 4 bêta 2. Cette hypothèse rend compte également d'un appétit addictif plus fort pour l'attente de la prochaine cigarette et ses préparatifs que pour l'acte même de fumer pouvant être connoté, pour un bon

[58] Lacan J., *Le séminaire livre X : l'angoisse (1962-1963)*, Paris, Seuil, 2004, p. 171.

[59] Bazan A., Detandt S., Askasi S., « Proposition pour une physiologie de la jouissance », in *Évolution Psychiatrique*, 2016, 81, p. 777-787.

[60] Noyau Accumbens Septum – Dopamine.

nombre de fumeurs, d'une banalité insipide ou d'un dégoût pour d'autres.

La mécanique du bonheur

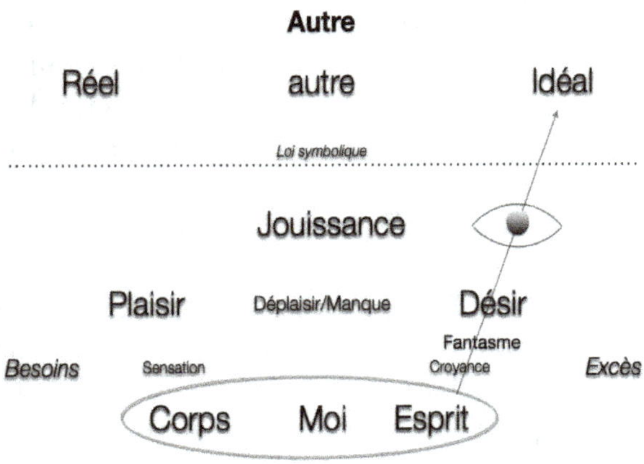

Un certain nombre d'ex-fumeurs évoquent cette nostalgie de fumer une bonne cigarette ou un bon cigare. Les volutes de fumée se mélangent à leur nostalgie comme les danseurs d'un tango argentin. Image du bonheur ? Notre voyage dans les méandres de la volupté nous a amenés à dégager une structure synthétique dont le schéma ci-dessus en est la représentation.

Dans son développement personnel, l'individu va devoir sortir de la dyade maternelle pour s'affirmer grâce à la force de son narcissisme primaire. Son appréhension du monde se fait par son corps qui lui renvoie des sensations tantôt agréables, tantôt désagréables dans un lien de dépendance, liée à son immaturité développementale. Son expérience mémorielle s'articule autour de l'oscillation déplaisir-plaisir amenant une attente ou une crainte, tel que l'a bien démontré Platon. Parallèlement, l'esprit du jeune individu se développe et se construit un schéma du monde des choses et des individus. Son narcissisme va se heurter sur les rochers de l'autre, miroir d'un alter ego, objet de nos passions, car s'opposant à notre volonté. L'autre est autre. L'autre est vivant, il bouge, il gesticule. On peut en jouer. On peut dégager une structure du jeu, des règles qui déterminent le plaisir du déplaisir. Ce jeu est une source de plaisir. On s'amuse de l'autre comme d'une boule de laine pour le chat. Cela crée des attentes qui créeront des désirs, autant d'espoirs d'une humanité fragile. Mais pour ce faire, il faut une mémoire, une représentation de quelque chose, une vision d'esprit. Cette vision est attirée par le Beau, par l'esthétique de la vision, créant le regard sur les choses. Notre idéal se nourrit des espoirs déçus. Plus la déception sera grande, plus notre Idéal[61] sera grand. Nous nous créons des petites histoires, des fantasmagories. Toutes ces constructions vont alimenter notre imaginaire, garde à manger de notre esprit devant la disette. Le fumeur alimente sa fumisterie, autant de volutes égayant son esprit. La jouissance, c'est le plaisir du reste, du déchet de désir, celui qui tombe à la vue de notre objet du désir, cette barrière à l'intimité de l'autre qui se dévoile à notre regard[62]. Mais cette jouissance est en dialogue avec le Réel[63] défini comme les restes de ce qui n'a pas été pris par le

---

[61] Le Moi-idéal est le résidu de la toute-puissance narcissique infantile. L'Idéal du Moi, convergence du narcissisme et de l'identification, est le modèle auquel le sujet essaie de se conformer. Chez le fumeur, les deux éléments sont opérants, tout en ayant une préférence du premier.

[62] À noter que la pornographie, devenant un marché porteur dans notre société capitaliste libérale, efface la question du dévoilement par l'érotisme au profit d'une vision crue d'une sexualité plutôt animale, réactivant une vision traumatique de la sexualité.

[63] Pour les philosophes, le réel s'appréhende soit par le sensible (les sens) ou l'essence de la chose (la Raison). Pour Platon, la voie sensible est trompeuse. Les idées, l'abstraction des choses permet de toucher plus facilement à la vérité. Pour Kant, il faut prendre le Réel tel qu'il est, un phénomène où la forme se distingue du contexte.

symbolique et l'imaginaire (et donc, avant le savoir[64]), cet impossible, cet impensable, cette inquiétante étrangeté[65]. L'angoisse n'est pas loin. C'est la sensation du précipice.

Chez le fumeur, la machine du plaisir serait articulée autour de l'axe de la jouissance, attirée par le Réel. Si le fumeur a été attiré par ses pairs, autant de sources d'identification ou par un marketing suscitant des désirs de virilité ou d'émancipation du pouvoir patriarcal, la symbolisation de ces éléments reste difficile comme si les fumeurs manquaient de mots sur leur addiction. Cette difficulté de jouer avec leur imaginaire serait la conséquence d'une incursion trop réelle dans leur développement psychoaffectif. L'autre sujet aurait été absent ou inadéquat dans le maillage de nos désirs. Cela crée un kyste mental, un plan de clivage. Cela expliquerait une fréquence plus élevée de fumeurs parmi les plus alexithymiques[66][67], mais cette relation n'est pas certaine[68]. Ce désaxage du tryptique Plaisir-Désir-Jouissance va entraîner une mobilisation circulaire et répétitive de l'énergie autour de la jouissance sous l'emprise du réel dont le point culminant de l'iceberg sera le Plaisir-déplaisir. Le « manque » du fumeur ramené à la question du corps cache les désirs déçus et la réalité du manque[69]. Nous sommes dans la compulsion de

---

64 Une manière de s'imaginer le réel.

65 Freud, Lacan.

66 Alexithymie : difficulté dans la gestion des émotions, pensée principalement opérationnelle.

67 Étude-communication orale Brognon Ph. : *Tabagisme et alexithymie*, 2e congrès SFT, novembre 2008, Paris. Voir aussi : Grabowska P. & coll., "Alexithymia and depression: relationship to cigarette smoking, nicotine dependence and motivation to quit", in *Przegl Lek*, 2005, 62, n° 10, p. 1004-6.

68 Lumley M. A. & coll., "Alexithymia and negative affect: relationship to cigarette smoking, nicotine dependence, and smoking cessation", in *Psychother Psychosom*, 1994, 61, nos 3-4, p. 156-62.

69 « Que cet *objet* vienne à ne pas manquer et nous nous trouvons précipités, comme sujet, dans la situation de l'inquiétante étrangeté (*Unheimlich*), et c'est alors que surgit l'angoisse », in *Dictionnaire de la psychanalyse*, Références Larousse, 1993.

répétition. Il tourne en rond à défaut d'étayage. Le réel du fumeur, ce sont les cendres, la fumée, seules traces de l'action de fumer. Celle-là même qui associe l'esprit dans un état de satisfaction ou de non-déplaisir, un état qui vaut mieux que le reste, croit-il. Ces cendres rappellent la cigarette qu'elle a été ou peut devenir par la suivante, celle qui est à acquérir. Le fait de se savoir sans cigarette lui rappelle la vacuité de son désir et cela lui permet de désigner un manque, celui d'être sans cigarette. Si l'imaginaire reste une poudre aux yeux des fumeurs, cela leur cache la vérité du réel. Ils restent attachés à un objet partiel comme miroir d'une fêlure dans l'intégration de leurs pulsions dans le lien à l'autre, dans le contenant régulateur de l'autre (le *Holding* de Winnicott). Le fumeur est dans la résistance, dans la lutte face à un *socius* qui veut réguler les flux et les passions dans la reproduction d'une organisation sociale où la division et les limites rendent compte d'une réalité historique. L'acte de fumer devient un acte provocateur devant l'hygiénisme médical de campagnes antitabac dont les statistiques scientifiques viennent s'opposer au marketing publicitaire des cigarettiers. « Nous sommes devenus des pestiférés » rend compte des processus de projections d'une société en difficulté par rapport à l'intégration de ses désirs, bien qu'ils soient valorisés par un capitalisme libéral dominant. Ce désaxage structurel serait soutenu par l'absence d'un grand Autre, transcendance régulatrice du monde des passions et des choses. Par son « Dieu est mort », Nietzsche indiquait ce constat dans les sociétés occidentales. Cette place vacante est remplacée par le Progrès et l'auto-engendrement. Le développement personnel, l'autocoaching en tous genres témoignent de cette tendance à vouloir ne rendre compte à personne quant à notre existence. Nous devenons notre propre juge. Nous devenons bourreaux de nous-mêmes. L'addiction au tabac suit la même tendance en ce qui concerne son traitement. La sortie de la compulsion passe par l'efficience de la technique, une évaluation constante de l'efficacité. Le désir malade doit se guérir. Un aveuglement en plus.

Le bonheur n'est pas une norme, mais un but, un but de vérité et de sagesse. L'écueil du bonheur[70], c'est l'espoir, celui qui anime le manque, moteur du miroir aux alouettes de nos désirs. Les Grecs l'avaient bien compris en mettant l'espoir dans le vase de Pandore, envoyé comme vengeance par Zeus aux hommes. Car l'espoir implique que nous attendons quelque chose de prévu, de formaté par notre imaginaire. Il n'y a pas de place pour autre chose, l'imprévu, l'indéfinissable. Le fumeur attend sa cigarette et son pseudo-sentiment de satisfaction, sous l'emprise de l'éviction du déplaisir. Une fois que ce qui est attendu est éprouvé, l'ennui s'installe. Il pense à une autre cigarette, il imagine qu'elle sera la dernière… Son bonheur est pendu à cette logique.

---

70 Comte-Sponville A., *Le bonheur, désespérément*, Nantes, Éd. Pleins Feux, 2000.

Chapitre III
Éléments de pharmacologie générale[71]

Si le fumeur est considéré comme une personne dépendante d'un produit dont il attend un effet sur base de son activité neurophysiologique, nous devons nous interroger sur le statut de ce produit, de cette supposée substance. En tout cas, c'est dans cette optique que la médecine s'y intéresse : le médicament en est la réponse.

La pharmacie ancienne se déclinait dans une poésie naturaliste au travers de ses teintures, élixirs, cérats, électuaires, opiats, trochisques, poudres, sels, infusions, sirops, emplâtres, baumes et autres onguents, mêlant le gélatineux, farineux, glutineux, visqueux, aqueux, gluant, gommeux ou mucilagineux. Elle visait un tout, mélange des contraires, dans une symbolique naturaliste et holistique. De cette lecture, nous sommes passés à une approche particulaire, visant la sélection et le dégagement du principe originel et actif de la pharmacopée. Ce mouvement était celui de la science.

Mais un médicament, qu'est-ce que c'est ? Si le modèle physiologique prévaut à la compréhension de notre pharmacologie contemporaine dans une tentative de substantialisation, nous souhaiterions en dégager une lecture philosophique et anthropologique afin d'en supporter une approche complexe et critique.

Nous en détaillerons son noyau étymologique : le « *Pharmakon* – φαρμακον », hérité de nos racines culturelles grecques.

---

[71] Ce chapitre est une partie revue et augmentée d'un article paru dans *Acta Psychiatrica Belgica* en 2017.

La pharmacologie platonique

Disciple de Socrate, Platon, philosophe du Ve siècle av. J.-C., a développé entre autres choses la notion de *pharmakon* dans deux de ses textes : *Protagoras* et *Phèdre*.

Dans *Protagoras* (v.320c-322d), Platon revisite, à sa manière, le mythe de Prométhée, en particulier dans le chapitre relatif à l'attribution des forces et faiblesses aux différents êtres vivants lors de la Création. Le jeune Zeus établit son ordre olympien après avoir combattu et enfermé les anciens dieux Titans dans le Tartare. Mais après cette titanomachie, l'ennui s'installe rapidement parmi les nouveaux dieux. Devant cette situation, Zeus s'en va quérir Prométhée, récemment acquis à la cause olympienne, et lui demander de créer des figurines animées à partir de la glaise tellurique. Devant cette proposition, Épiméthée supplie son frère de lui permettre de participer à cette création. Dubitatif, Prométhée accepte. Pris dans l'effervescence, sans réfléchir aux conséquences, Épiméthée distribue tous les avantages aux animaux. À certains, il apporte la force, à d'autres la rapidité et finalement, il ne reste plus rien pour les hommes. Ils sont nus et sans défense. Pour réparer les torts de son frère, Prométhée décide de voler le feu à Héphaïstos et la science à Athéna pour les donner aux hommes. Il sera puni de ce larcin. Ainsi parés, les hommes purent subvenir à leurs besoins et plus encore, mais ne disposaient pas de la capacité politique de se rassembler, emmêlés dans leurs conflits individuels. Pour compléter Prométhée, Zeus leur envoya la pudeur, la justice et le sens de la politique.

Cette allégorie met en évidence un Épiméthée ordonnant la nature en écologiste. Les animaux ont une nature, une essence, immuable, stable et complémentaire à toutes les autres. Prométhée, en introduisant la technique au travers du feu, apporte la culture ou la non-nature, celle-là même que Sartre [72] érigera en existentialisme : l'Homme n'a pas de

---

[72] Sartre J.-P., *L'être et le néant*, Paris, Gallimard, 1943.

nature, d'essence en soi, mais il existe avant tout. Il peut changer à tout moment de trajectoire dans sa pensée, dans sa définition de lui-même. L'Homme est néant.

Le feu technique est donc le *pharmakon* envoyé par Prométhée. Il est une compensation à notre néoténie (notre immaturité ontologique qui persiste à l'âge adulte). Elle ne soigne pas notre pulsionnalité individuelle qui pousse l'homme à s'imposer contre les autres. Notre technologie est basée sur la duperie, celle-là même qui a mobilisé Prométhée dans la dynamique olympienne. La duperie n'est-elle pas la logique du mensonge pour prendre le pouvoir sur l'autre ? Prométhée a envoyé un médicament, mais sans la notice d'utilisation. Un lion a la force d'être un lion et il en a tous les attributs. Mais un homme, dépourvu des attributs de ce fauve, se verrait bien être plus fort que le lion. La science lui permet cette ascension. Mais être soumis à son désir, c'est en être prisonnier, comme de l'espérance. Notre dévoration technologique a ses ravages écologiques. Nous voilà plongés dans la faute de Prométhée. Bien que la lecture classique de ce mythe nous parle d'un Prométhée victorieux de la tyrannie pour le bien des hommes, il ne faut pas sous-estimer l'importance de la loi et sa justice comme contenant à notre pulsionnalité. Or, force est de constater que notre société contemporaine ploie plus sous la logique de la positivité, de l'acceptation que sous celle de la négativité, du refus (Han, 2015). Le « Il est interdit d'interdire » de 1968 continue son action. Zeus avait bien compris que la justice et le dialogue autour d'une loi collective étaient les médiateurs nécessaires à la survie de la collectivité. La liberté implique l'égalité pour que chacun puisse l'exprimer. Le *pharmakon* de Prométhée est une compensation à un manque originel dont nous avons (in)conscience. Ce manque nous pousse dans un absolu de puissance si nous ne le mesurons pas, si nous n'en dévoilons pas son ambiguïté.

C'est ce même thème qui est repris par Platon dans son livre *Phèdre*. Il reprend le mythe égyptien de Thôt (Theuth).

Celui-ci est le dieu des arts et présente au roi des dieux Ammon Rê, son père, son invention de l'écriture. Il la présente comme un moyen de lutter contre l'oubli des hommes. Pour Ammon Rê, ce *pharmakon* – écriture n'est pas un remède à la mémoire, mais à la remémoration. L'écriture fige une réalité. La vérité est plus complexe et doit rester vivante dans la réflexion active et intérieure. La remémoration n'est pas le savoir. Le texte ne dit pas tout. C'est ce que défend Jacques Derrida dans la pharmacologie de Platon (in *La dissémination*). Le *pharmakon* nuit à la dialectique (Janicki S., 2008). Le *pharmakon* a deux faces qui sont complémentaires et sont « dosables » par la logique du tiers inclus (cf. carré logique). Le *pharmakon* ne peut se fondre dans une catégorie logique, il est dans une situation de *coincidentia oppositorum*. Le *pharmakon* est un semblant comme un fantôme. Il ressemble, mais n'est pas. Il est une teinture qui cache la substance. Tout comme le dialogue entre Ammon Rê et son fils Theuth : l'un est dans le verbe et l'autre dans l'écriture. Ils se ressemblent, mais sont différents. C'est dans l'artificiel que la nature se révèle. C'est par leur dialogue autour du *pharmakon* que la vérité se révèle. C'est en manipulant des molécules et des fioles que l'on connaît la nature : voilà l'aube de la médecine expérimentale apportée par Claude Bernard.

> « Le dieu Thôt, dieu de l'artifice, de l'imitation, du leurre et du jeu, évoque selon nous de manière adéquate l'ambition bernardienne consistant à jouer, à faire varier les conditions expérimentales sur le vivant. Jouer sur les doses et sur les voies d'administration permet de penser au mieux les remèdes-poisons comme de véritables *réactifs de vie* » (Janicki, p. 179).

Cela rejoint *l'anthropologie du geste* de Marcel Jousse qui voit, dans notre appropriation du savoir sur le monde, qualifié d'*intussusception*[73], le jeu et le rejeu interactionnels avec les objets (mimisme).

> « L'Anthropos est un animal interactionnellement mimeur. C'est-à-dire que seul l'homme “intellige” les interactions du réel. Là-dessus, pourront venir se jouer les affectivités, les sensibilités. Mais le caractère spécifique de l'homme consiste à intelliger les interactions du réel. » (Jousse, p. 55)

Nous prenons des risques : nous heurtons notre volonté de savoir sur les rochers de la réalité. Nous sommes pris dans un complexe de Prométhée :

> « Nous voulons savoir autant que nos pères et plus que nos pères, mais c'est en manipulant l'objet interdit que nous perfectionnons notre connaissance objective. » (Bachelard, p. 30)

Ce n'est pas en s'appropriant l'objet par la pulsion ou le désir que le juste savoir pourra s'exprimer. Si le *pharmakon* possède de grands pouvoirs, ils sont ambigus et peuvent se retourner contre son manipulateur.

L'histoire de Prométhée, et de sa faute, peut être mise en parallèle avec la mythologie de la chute de l'humanité de son paradis[74] *théo-logique*. L'orgueil a été la faute d'Adam et Ève, mais également de la mythologie diabolique[75] au travers de

[73] C'est la dynamique par laquelle un individu incorpore constamment le monde extérieur par la mimésis. Celle-ci est une disposition de l'homme qui imite la nature, mais en y apportant créativité et évolution.

[74] Son origine est mésopotamienne, au travers des épopées de Gilgamesh, roi de la cité d'Uruk (2750 avant J.-C.). La fleur de l'immortalité qu'il convoite dans les fonds aquatiques sera dévorée par un serpent. De nombreux éléments se retrouveront dans les récits bibliques de la Genèse y compris le Déluge.

[75] Centini M., *Le diable et ses mystères*, Paris, De Vecchi, 2012.

l'ange Lucifer [76] et ses synonymes [77]. Le mal serait la dégradation d'une totalité bienfaisante amenant la dualité de l'esprit et de la matière par abus de liberté. Le manichéisme en a été une expression en complément de la philosophie de Zarathoustra[78]. Vouloir connaître la puissance de l'univers, c'est en être « dégradé » au rang du désir et de la luxure. Avoir mangé de l'arbre de la connaissance nous a montré la transparence de notre éros devenu par ce fait pornographique[79]. La pulsion est mise à nu et, sans contrôle, devient la source du mal, celle qui dévore les âmes et les corps devenant jouissance. Zeus, au-delà du « mauvais » rôle qu'il joue, a une fonction régulatrice qui a été minimisée dans les différentes lectures. On garde l'image d'un bon Prométhée et d'un mauvais Zeus. Cette vision clivée mérite un agencement plus adéquat.

La contre-production de la démesure

Comme l'a évoqué Jacques Derrida, tout *pharmakon* n'est pas bon en soi. Il le devient s'il joue le jeu de la vérité et de la

---

[76] Il a voulu être l'égal de Dieu et de sa création divine : l'homme. Il ne s'est pas soumis.

[77] Satan, Belzébuth, Bélial, Lilith (diable féminin). Ces diables de la tradition judéo-chrétienne ont été précédés par de nombreux dieux ou esprits malfaisants mésopotamiens, égyptiens ou celtiques : Sag-gig, Ereshkigal, Namtaru, Ashakku, Lamashtu, Pazuzzu, Pakhet, Sekhmet, Cernunnus. Dans la tradition musulmane, on retrouve les djinns et Iblis. Le personnage du Vampire repris dans l'histoire du *Comte Dracula* et plus tard dans les séries TV (*True Blood*, *Vampire Diaries*, *Angel*, *The Originals*...) montre la survivance dans les esprits actuels de la question du mal, dévorant, opposé à la lumière de la vérité. Le mal serait la négation de quelque chose. Ce déséquilibre implique une quête, une épreuve.

[78] Fondateur du zoroastrisme (XIe siècle av. J.-C.) dans la région d'Iran. Cette religion semblait monothéiste et dualiste (bien/mal).

[79] En grec ancien, pornos, πόρνη : prostituée. *Pernemi* : vendre comme esclave. Le corps libidineux serait « dégradé » par son statut d'esclave, objet d'une conquête guerrière. Le sexe est dévêtu de son voilement érotique.

justice. Car ce qui se trouve de l'autre côté, c'est l'hybris, la démesure, celle-là même qui ronge notre société libérale capitaliste. Derrière le *pharmakon* se dessine la dialectique de la vie et de la mort. Notre humanité pense que le surplus de l'abondance nous gardera de la faim et du manque. Mais il en est autrement, car notre système fonctionne sur la promotion de la rareté (ce qui est rare est cher). Nous créons des besoins pseudo-individuels pour alimenter un système consumériste où la consommation et sa jouissance ne sont que collectives. C'est l'art de l'illusion du marketing.

> « Car la vérité, c'est peut-être que ce sont les biens "négatifs", les nuisances compensées, les coûts internes de fonctionnement, les frais sociaux d'endorégulation "dysfonctionnelle", les secteurs annexes de prodigalité inutile qui jouent dans cet ensemble le rôle dynamique de locomotive économique. Cette vérité latente du système est, bien sûr, cachée par les chiffres, dont l'addition magique voile cette circularité admirable du positif et du négatif (vente d'alcool et construction d'hôpitaux…). » (Baudrillard, 1970)

Ces éléments seront repris par Ivan Illitch sous le vocable de *contre-productivité globale* ou *Némésis industrielle*. Celle-ci repose sur l'inflation, l'anéantissement de la productivité hétéronome d'une institution liée à son encombrement par son propre produit et l'expropriation du pouvoir d'action personnel au travers de l'institutionnalisation et de la normalisation. Ces éléments favorisent l'émergence d'une pauvreté modernisée. Pour I. Illitch (p. 679), cinq éléments sont à prendre en compte :

- L'incidence des maladies chroniques augmente à mesure de la diminution de mortalité juvénile ;
- Plus de personnes souffrent d'iatrogenèse clinique (maladies liées aux soins) ;
- Les services médicaux se développent moins vite que les problèmes qu'ils provoquent ;

- Les gens trouvent de moins en moins de ressources dans leur environnement immédiat pour faire face à leurs souffrances : ils doivent faire appel à des professionnels là où la famille et la communauté venaient en suppléance ;
- Nos ressources intérieures face à la douleur et l'invalidité se sont amoindries devant la gestion technique des gênes et inconforts.

La rationalisation des soins n'est que le pansement à notre hémorragie économique. Nous dépensons beaucoup d'argent pour réparer les dégâts du modèle capitaliste et de la consommation de masse : le tabagisme et la vente de cigarette, l'obésité et une production agroalimentaire déséquilibrée, le stress et une organisation du travail à flux tendu… Le serpent se mord la queue.

L'économie primitive était basée sur les obligations de dons (donner-recevoir-rendre), créant des liens dans la collectivité. La nature était la mère de l'abondance dont les humeurs devaient être adoucies par des offrandes. Cette transcendance cadrait les ardeurs humaines. L'ère industrielle a amené une désacralisation générale. L'outil technologique s'est habillé des atours de la performance. Si l'agressivité pouvait servir à la survie, elle devient un fonds de commerce de notre économie. Nous accumulons de l'argent pour jouir plus, mais cela ne nous suffit pas. Nous souhaitons sortir du manque pour mieux en être dépendants. Nous voilà plongés dans la pulsion de mort (Maris, 2010). L'hybris ronge le manche de notre *pharmakon* technologique et financier. Nos médicaments sont pris dans cette machinerie.

En quête de sens

La maladie peut révéler un sens. Si la tragédie grecque mobilisait le destin des protagonistes décidé par les dieux, si le judéo-christianisme pointait le péché originel comme cause de nos maux, la psychanalyse renvoyait aux complexes inconscients mobilisant nos actes et malheurs. Aujourd'hui, on est passé à une maladie médicale dont la lecture a été apportée par une extériorité dite scientifique. La maladie devient un trouble de la machinerie humaine, dépossédée de la responsabilité de son conducteur. Dans les sociétés prémodernes, la maladie est le signe tantôt d'un déséquilibre des humeurs vitales du corps subtil, tantôt d'une influence de démons et autres esprits affamés d'un monde parallèle. L'efficacité symbolique, reprise dans le livre *Anthropologie structurale* de Lévi-Strauss, du *pharmakon* portera sur la capacité du thérapeute à intégrer les représentations psychoaffectives du malade.

> « Tout se passe comme si l'officiant essayait d'amener un malade, dont l'attention au réel est sans doute diminuée – et la sensibilité exacerbée – par la souffrance, à revivre de façon très précise et très intense une situation initiale, et à en apercevoir mentalement les moindres détails. En effet, cette situation introduit une série d'évènements dont le corps et les organes internes de la malade constitueront le théâtre supposé. On va donc passer de la réalité la plus banale au mythe, de l'univers physique à l'univers physiologique, du monde extérieur au corps intérieur. » (Lévi-Strauss, p. 221)

Or, nous constatons que la médecine allopathique visant à apporter un traitement standardisé à des humains standardisés par des modèles statistiques (ICD, DSM…) crée une frustration chez les malades qui se dirigent vers des médecines dites parallèles à la recherche d'une « pilule miracle » à leur problème complexe. Cette recherche est le résultat d'une déception face à une médecine qui se présente comme toute-puissante, mais aussi du besoin d'un discours « hypnotisant », un discours où les énergies d'un corps subtilisé à la rêverie apaiseront les souffrances.

> « La cure consisterait donc à rendre pensable une situation donnée d'abord en termes affectifs et acceptables pour l'esprit des douleurs que le corps se refuse à tolérer. Que la mythologie du chaman ne

> correspondе pas à une réalité objective n'a pas d'importance : la malade y croit, et elle est membre d'une société qui y croit. Les esprits protecteurs et les esprits malfaisants, les monstres surnaturels et les animaux magiques, font partie d'un système cohérent qui fonde la conception indigène de l'univers. » (Lévi-Strauss, p. 226)

Cette conflictualité intérieure doit donc trouver un double, un révélant du révélé, un semblant de signifié pour être mobilisé et restaurer l'équilibre. Le *pharmakon*, par sa nature ambiguë – le fait qu'il n'a pas d'être –, peut se prêter à cette véhiculisation pour autant qu'on ne lui donne pas les reflets de l'idéalisation. Il peut avoir des capacités kaléidoscopiques : rassembler en une seule image sensationnelle la multiplicité des fractures, y compris traumatiques. Mais un kaléidoscope ne regarde pas la réalité. Il amuse l'esprit, le distrait de sa douleur, par son effet anesthésiant. Ce *pharmakon* devient un *toxikon*, bien connu des personnes addicts. Si le *pharmakon* s'avère un outil ambigu, il peut à la fois blesser et soigner. Si le bon *pharmakon* délivre, par sa dialectique, la vérité, elle, peut blesser la conscience, remettre en question nos croyances et certitudes. L'exclusion du paradis est le prix à payer pour avoir goûté au fruit de la connaissance, soumis à l'interdit. Nous nous voyons nus et nous en avons honte. (Voir Ancien Testament, Genèse 3). Cette part mauvaise du *pharmakon* qui nous mobilise intérieurement peut se projeter en un *pharmakos* – φαρμακοσ sur la collectivité, formant le bouc émissaire dont nos sociétés sont encore friandes. Il devient ce mauvais double ou le mauvais objet (Mélanie Klein). Le *pharmakos* est l'élément du dehors qui évite le dialogue intérieur et permet la cohésion sociale.

Pharmacologie au carré

Ces différents détours nous amènent à proposer une lecture sémiotique de notre parcours au travers du carré sémiotique (Greimas & Courtès[80]), basé sur le constat de Saussure : « Il n'y a de signification que s'il y a écart différentiel entre deux termes et donc que les relations entre les termes prévalent sur ces derniers. » Nous avons détaillé le dispositif du carré logique dans un précédent chapitre. Selon Aristote[81], la maladie et la santé sont des contraires, car il n'y a pas d'intermédiaires entre la maladie et la santé. Mais la maladie ou la santé ne peuvent s'appliquer qu'au vivant. Donc, un vivant est ou n'est pas malade ou en bonne santé, ces dispositions étant dans une relation de négation (contradiction). Pour le remède ou le poison, ce sont des entités qui peuvent fonctionner indépendamment. Ils ont une substance propre qui, mise en relation avec le vivant, va révéler leur identité. La maladie ou la santé doivent être appliquées au vivant pour exister. Le remède est en relation de contradiction (négation) avec la maladie. Il n'y a pas d'intermédiaires entre ces deux termes. Cependant, entre le remède et le poison, il y a des intermédiaires comme entre le noir et le blanc.

---

80 Greimas A. J., Courtès J., *Dictionnaire raisonné de la théorie du langage*, Paris, Hachette, 1979.

81 Aristote, *Sur l'interprétation, Catégories*, chapitre 10.

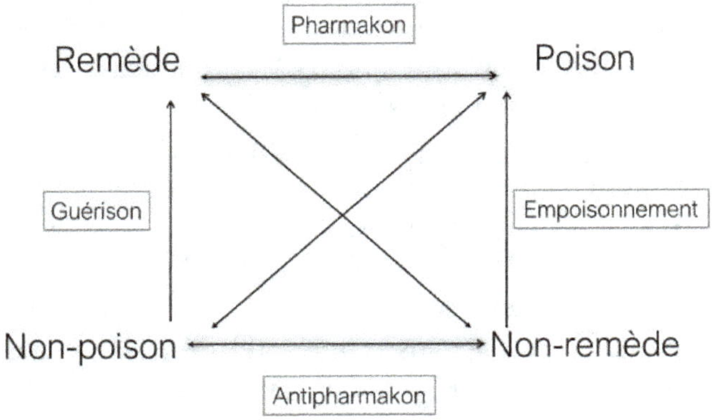

Dans le premier schéma ci-dessus, nous proposons une vision synthétique de notre propos.

Le *pharmakon* est un métaterme qui est ambivalent, dosable. Il peut être le *logos*, l'outil de notre immaturité néoténique : il nous permet de structurer nos sensations et nos pensées. Le terme *remède* est en contradiction (négation) avec le non-remède qui peut être la *maladie*. Le remède s'oppose à l'expression de la maladie, au désordre qu'elle représente pour la santé. Mais ce désordre, ce chaos peut-il être une manière de résister au bon fonctionnement social ? En n'étant pas comme les autres, dans la monotonie d'une santé sociale et relationnelle, est-ce que je n'oppose pas une présence, une imposition à l'autre ? Le remède qui va m'être proposé par un intermédiaire, quelle est son intention ? Son mensonge peut cacher la substance du poison. L'opposition que je peux manifester dans la maladie doit faire l'objet d'une acceptation, d'une « compliance » pour que la maladie puisse changer d'état et revenir à l'état de santé ou au contraire une résistance négative, régressive. Mais cette régression est vue négativement du côté du remède. Cette résistance dans la maladie peut être un langage adressé à l'autre contre une autorité visant à le faire rentrer dans le rang. Cette opposition est le reflet d'une vérité qui doit se faire entendre du malade et du pharmacien. Pour ce faire, le remède doit être en adéquation avec le métaterme *antipharmakon*, qui est neutre, qui est l'Être de l'étant « malade » ou « santé ». Le diagnostic n'est que la traduction consciente de la logique inconsciente, révélée par l'anamnèse du thérapeute, de la narrativité d'une mémoire historique (déroulement d'une vie). Mais ce diagnostic peut être le *logos* du thérapeute qui ne « parle » pas au malade, induisant une mauvaise interprétation. C'est le risque de la rupture.

« Et il en va de même pour les discours. On pourrait croire qu'ils parlent pour exprimer quelque réflexion ; mais, si on les interroge, parce qu'on souhaite comprendre ce qu'ils disent, c'est une seule chose qu'ils se contentent de signifier, toujours la même. » (*Phèdre*, 275d)

Le *logos* peut tantôt être rationnel, tantôt magique. Dans l'un, il accepte le vide comme constituant la totalité ; dans le second cas, le discours magique vise à réfuter le vide pour remplir le tout. La magie nécessite une croyance fonctionnant sur la confusion entre nature (φυσίσ – phusis « physique ») et forme (είδη) – ce qui distingue l'alchimie de la chimie – dans un modèle de contiguïté, similarité et contrariété : le semblable produit le semblable ; la partie vaut pour le tout ; le contraire agit sur le contraire (Mauss, 1950), tout en laissant une place prépondérante à la spiritualité. Ainsi, le thérapeute peut glisser par le *logos* magique vers la logique de l'empoisonneur, du diabolique, celui qui rompt le lien dans la perte, l'abandon, à la différence d'un discours symbolique qui vise à garder le lien dans la séparation, formant un pont autour de la faille de l'absence. De l'autre côté, le malade parle, mais ne comprend pas tout. Il peut être tenté par un discours magique, kaléidoscopique, celui qui rassemble les morceaux cassés de notre existence pour nous en renvoyer une image sensationnelle. Le placebo n'est pas loin.

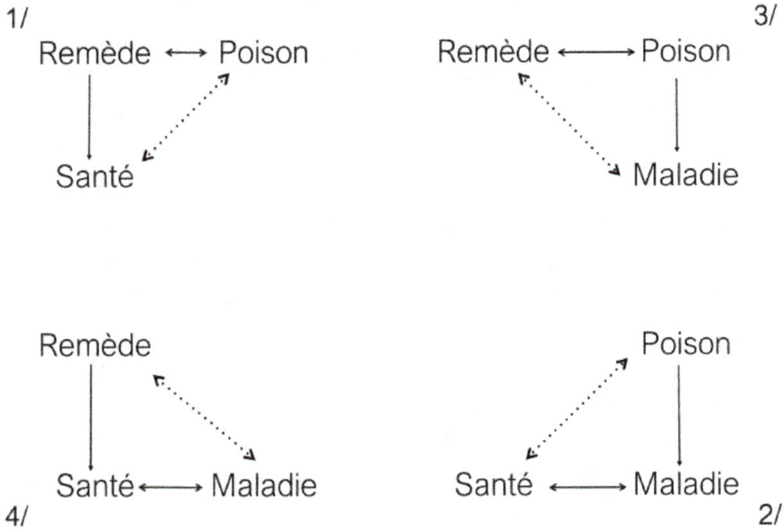

Du côté du remède

Le remède vise le retour à l'équilibre, à un état de santé stable et durable, dans une logique vivante. C'est l'articulation du triangle remède-maladie-santé. L'hypoténuse de ce triangle rectangle est une contradiction qui est sous l'attraction d'une dynamique vitale, symbolique qui permet à la maladie d'être travaillée par le remède pour amener une vérité, entendue par un thérapeute, un autre, mais qui est dans le champ d'échange de la souffrance. Derrière la maladie se trouve le malade, qui est dans cette configuration en relation opposée avec la santé et derrière la santé, le thérapeute. Cette relation met en jeu l'être du supposé savoir du thérapeute. La vérité de l'*antipharmakon* doit être révélée dans le vivant alors que le *pharmakon* oscille autour de la substance minérale.

Du côté du non-remède : la maladie

Pour Aristote (*Catégories* : 10,11b29-12a11), la maladie comme la santé sont des termes qui nécessitent un corps pour exister. Ces termes ne survivent pas en dehors de cet attachement. Un caillou ne peut pas être malade ou en bonne santé. Le blanc et le noir sont deux termes qui peuvent s'attacher à n'importe quel objet ou s'appliquer seul. Cette disposition place les termes de maladie et de santé dans une relation de contradiction. Il n'y a pas d'intermédiaires entre ces deux éléments.

Elle est la résultante de la contradiction avec le poison, son empoisonneur et le non-poison, la résistance positive, ce qui lutte contre l'intention de nuire, la santé, formant le triangle santé-maladie-poison. L'être du vivant (*antipharmakon*) peut décliner dans la maladie par l'empoisonnement. L'intention négative, mortifère prend ici tout son sens. Si on le superpose au carré véridictoire[82], l'empoisonnement serait du côté du mensonge : cela paraît vrai, mais ça ne l'est pas. Je remplacerai le métaterme complexe de ce carré (la vérité) par le *logos*, le langage pour rester dans une certaine cohérence générale. Dans cette quadrature, la fausseté devient le néant, mais qui n'est pas loin de l'*être* comme la matière et l'antimatière.

Du côté du poison

Le poison est soumis à la dynamique mortifère, mais il peut prendre des détours cachés, voilés, teintés de bonnes intentions. Il est le domaine de l'excès, d'une saturation. Sa substance est nocive. Il a besoin du mensonge pour faire passer la pilule. Il fait partie du *pharmakon,* dans une relation

---

[82] On retrouve le terme *être* en contradiction (négation) avec le *non-être* et le *paraître* avec le *non-paraître*. L'être et le paraître sont en relation de contrariété (opposition) comprenant le métaterme complexe *vérité*. La déixis positive est occupée par le *secret* et la déixis négative par le *mensonge*. Le métaterme neutre comprend la *fausseté*.

de contrariété avec le remède. C'est la partie diabolique du discours, celle du simulacre et de la dissimulation. C'est le discours de Méphisto dans *Faust* (Goethe). Il ne crée pas de lien, il isole. Il donne l'illusion d'un apaisement, mais qui s'inscrit dans une temporalité courte, toujours à recommencer. Nous sommes dans la logique du *toxikon* du « pharmakomane » (Robin[83]). Il anesthésie son esprit devant la toute-puissance d'un objet pharmacologique, mais il s'éloigne du discours contradictoire, polysémique de la vérité. C'est l'issue qu'il a trouvée dans la tempête de sa vie et ses (dé)attachements.

Extrait de *Hamlet* de Shakespeare[84], Acte 1, Scène 5 :

> « Le spectre : [...] Ton oncle vint furtif à cette heure calme,
> Portant le suc maudit de l'hébénon[85],
> Et il versa par les porches de mes oreilles,
> Cette essence lépreuse dont l'effet
> Est à tel point hostile au sang de l'homme
> Qu'aussi prompt que le vif-argent il se précipite
> Par les seuils et les voies naturels du corps
> Et glace et fige avec une vigueur brutale,
> Comme d'acides gouttes dans le lait,
> Le sang fluide et sain. Tel fut mon sort. [...] »

C'est donc par les voies de l'audition que le poison va s'insinuer dans le corps du père, mais dans l'esprit du fils qui

83 Robin D., « Santé mentale et toxicomanie : l'insoutenable fidélité du pharmakomane », in *Cahiers de psychologie clinique*, 2001, 17, p. 155-166.

84 Shakespeare W. (traduction de Bonnefoy Y.), *Hamlet*, Paris, Gallimard, 1978.

85 Certains évoquent la jusquiame, une solanacée produisant des alcaloïdes tropaniques type atropine, scopolamine, mais cette substance est principalement hallucinatoire ou antalgique. La description serait plus conforme aux effets d'extrait de *Conium Maculatum* ou grande ciguë, de la famille des apiacées (ombellifères). Elle contient entre autres alcaloïdes de la conine, alcaloïde ganglioplégique. Pour plus de détails, voir : Huxtable RJ, "On the nature of Shakespeare's Cured Hebona", in *Perspectives in Biology and Medicine*, 1993, 36, n° 2, p. 262-80.

entend des voix... L'empoisonneur n'est autre que le frère du roi qui va usurper ainsi le trône. Il y a mensonge sur la cause de la mort et usurpation des places au sein d'un système.

Du côté du non-poison : la santé

Dans le triangle remède-santé-maladie, le malade se trouve entre le discours du thérapeute et celui de l'empoisonneur. L'un propose l'échange symbolique, l'autre l'échange diabolique sous forme d'un pacte toxique. L'un propose un travail intérieur, l'autre de faire travailler le poison à sa place. L'un propose la recherche de l'autonomie, l'autre la narcose de la dépendance. C'est sa capacité de négocier sa souffrance, ses traumas qui portera le radeau de sa vie. Sa guérison se fait au prix de dégager la vérité du secret, celui qui a été caché dans un mensonge. On parle de santé comme le silence des organes (René Leriche). Le silence peut-il être un secret ?

Le métaterme *antipharmakon*

L'*antipharmakon*, c'est l'anti-écriture, c'est la vérité de la substance qui doit être entendue et débattue dans une dialectique.

> « Celle-ci ne serait pas seulement un *antipharmakon*, l'opposé du *pharmakon*, mais un bon *pharmakon*, une contre-incantation, l'antidote de l'ignorance et la peur infantile de la mort. » (Derrida)

L'*antipharmakon* présente deux côtés : d'une part la question de la connaissance qui nous amène vers le non-poison, le développement adéquat de ses ressources et d'autre part l'ignorance, qui nous renvoie vers le non-remède, la maladie. Ainsi, le *pharmakon* peut cacher la question de l'ignorance. Le médicament peut éviter au sujet de se confronter à une vérité sur soi et les autres. Cette opposition entre le *pharmakon* et l'*antipharmakon* permet de construire, sur base du carré sémiotique élémentaire, un hexagone logique qui permet d'autres développements.

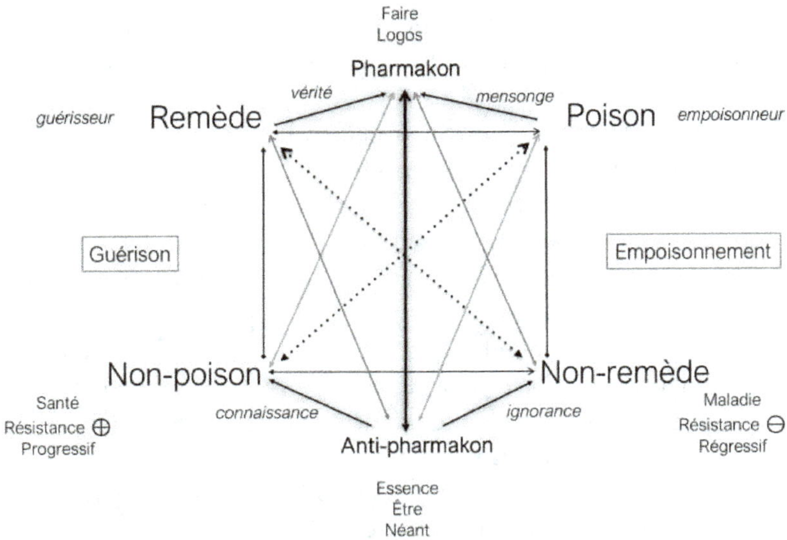

Dans la suite, nous développons les carrés logiques issus de cet hexagone logique. Voici le premier :

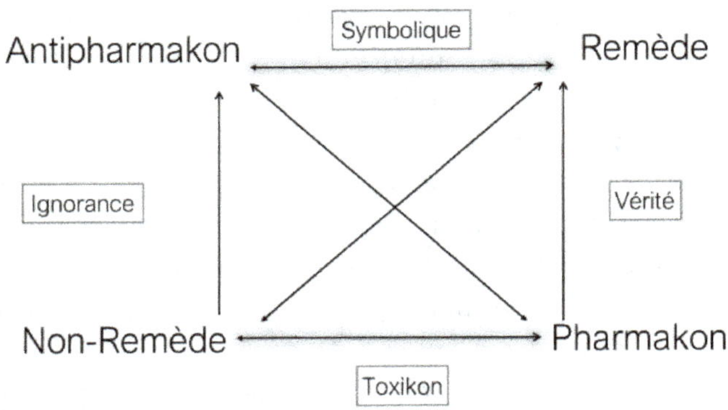

Le *toxikon* du pharmacomane est un outil qui ne permet pas l'émergence du symbole. C'est un anti-symbole. L'anesthésie ne permet pas la symbolisation, elle sidère l'esprit dans une pharmacologie de la sensation du corps. Elle maintient l'ignorance et l'angoisse qui lui est liée.

> « Elle est une ignorance qui détermine l'esprit, mais qui est justement de l'angoisse parce que son ignorance porte sur le néant. Il n'y a pas ici de savoir du bien et du mal, etc. ; toute la réalité du savoir se projette dans l'angoisse comme l'immense néant de l'ignorance. » (Kierkegaard[86], p. 204).

Le symbole est le médiateur avec l'essence et il participe de la fonction du remède. L'ignorance empêche de voir, d'appréhender l'être, l'essence des choses. La vérité est ce qui se dévoile par le langage, le *logos* utilisé comme médiateur.

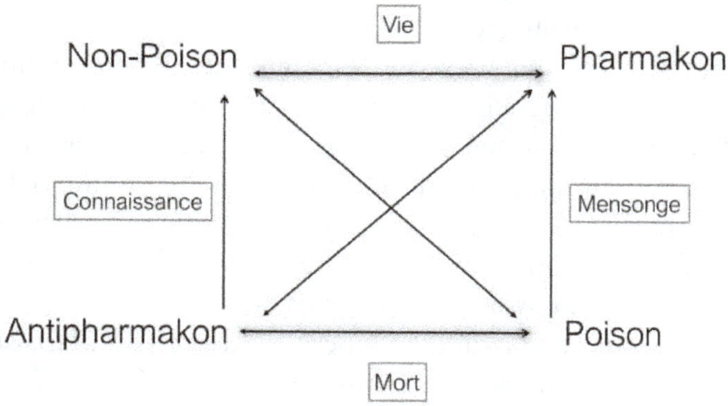

La vie est limitée dans le temps. La mort est éternelle. Elle est le poison de l'être, elle est ce qui détermine notre existence. La vie est un outil positif, mais étant soumis au *pharmakon*, elle peut être vécue de manière ambivalente, prise dans la question du mensonge : se mentir à soi-même et aux autres. Le mensonge est un langage empoisonné. Il peut cacher la mort ou toute mortification. Dans la connaissance, la révélation à

[86] Kierkegaard S., *Le concept de l'angoisse*, Paris, Gallimard, 1935.

soi de notre être constitue la pierre angulaire. Elle peut aussi y cacher une angoisse, celle de choisir en toute connaissance de cause. C'est la question de la liberté.

> « De même l'angoisse est le vertige de la liberté, qui naît parce que l'esprit veut poser la synthèse et que la liberté, plongeant alors dans son propre possible, saisit à cet instant la finitude et s'y accroche. » (Kierkegaard, p. 224)

Derrière le *pharmakon* se cachent bien des choses. Le carré sémiotique en sous-tend l'édifice.

Le placebo

Il fait partie de toutes les études scientifiques sérieuses et pourtant, il reste un mystère. Son effet est attendu pour positiver la matière étudiée. Il est un sésame à déduire pour afficher une efficacité technique sans appel.

C'est un objet qui présente les effets des médicaments, mais qui n'en a pas la substance même. Le placebo fonctionne sur l'illusion, il se donne à croire dans le chef de celui qui l'utilise comme remède à son mal. Il doit plaire : d'une belle couleur, cher, sous l'ordonnance d'une autorité qui a pignon sur rue, il rutile. Son ombre est le mensonge. Il ment sur sa réalité, mais son mensonge a des vertus positives. Il n'est rien, mais agit pourtant sans que le patient ne doive se mettre au travail. Cette illusion peut porter un remède, mais peut aussi virer au poison dans son aspect *nocebo*, cette fois. Rien de plus fort qu'une idée. Néanmoins, cette observation pose deux questions : comment du *rien* émerge *quelque chose* et comment se tisse le lien entre le corps et l'esprit ? Si la résolution de cette énigme pouvait trouver son chemin dans le statut d'un inconscient (cognitif ou freudien), il n'enlève rien quant à la question de la vérité sur soi comme source de connaissance véritable. Une pilule ferait-elle l'impasse d'années de psychothérapies ? Le placebo fonderait-il le socle de l'émergence des médecines parallèles ? Celles-ci proposeraient-elles une vision holistique, sensationnelle d'un tout comprenant-et-guérissant dans une simplicité que la médecine moderne aurait oubliée ?

Saint Jérôme, au IVe siècle, écrit sa *vulgate* (Bible) en latin en la traduisant à partir du texte hébreu sauf pour le 9e verset psaume 116, où il reprend l'erreur de traduction déjà en vogue à l'époque (*vetus latina*) : « placebo domino in regione vivorum » au lieu de la traduction originale signifiant « Je marche devant le seigneur au pays des vivants ». Le « placebo » vient éluder la juste traduction pour changer la position de l'homme devant la déité : la religion catholique privilégiera le « plaire », une soumission ignorante plutôt qu'un accompagnement dialectique dans l'œuvre de vie. Le plaire ou le paraître cachent l'ignorance.

Le placebo élude une vérité au travers d'un semblant lumineux, mais n'en permet pas moins de rassurer la conscience et calmer la résurgence du symptôme.

Mytho-logiques

Les différents aspects du *pharmakon* sont mis en scène dans l'histoire de Médée et d'autres mythes que nous allons développer dans la suite.

Médée et sa potion pharmacologique

Cette histoire, selon la version d'Euripide et d'Apollonios, s'inscrit dans celle des Argonautes. Fille du roi Aiétès, roi de Colchidie et de Idyie, Médée est la nièce de Circé, la magicienne (Graves, 152c-152f). Jason, pour récupérer le trône de son père injustement usurpé par Pélias, cherche la Toison d'or. Celle-ci est détenue par le roi Aiétès et gardée par un dragon. Arrivé en terre de Colchidie, Médée s'éprend de Jason. Ne souhaitant pas lui donner la Toison d'or, le roi Aiétès lui assigne l'épreuve de dompter deux taureaux aux pieds d'airain et au souffle de feu, création d'Héphaïstos, et de labourer le champ d'Arès. À l'insu de son père, Médée remet à Jason un onguent magique (à base d'un crocus issu du sang de Prométhée) qui le protège des flammes des taureaux après s'en être couvert le corps. Bien qu'ayant réussi l'épreuve, le roi Aiétès lui refuse la Toison d'or. Gardée par un dragon, elle est dérobée suite aux incantations et aux potions de Médée. L'épreuve réussie, Jason épouse Médée et s'enfuit avec elle par la mer. Celle-ci tue son frère Absyrte en le découpant en morceaux et perpètre d'autres crimes. Dans leur quête, Médée et Jason passent par Iolcos où Médée tue le roi Pélias par un stratagème magique : elle a présenté les vertus de rajeunissement d'un chaudron en transformant un bélier en un agneau. Mais sans l'incantation nécessaire, ce chaudron devient fatal pour Pélias. Il meurt ébouillanté. Pourchassés, le couple se réfugie à Corinthe où ils auront deux garçons, Phérès et Merméros. Le temps passant, Jason délaisse Médée, car il la soupçonne d'empoisonnement et épouse Créuse, la fille de Créon, roi de Corinthe, leur protecteur. Dans sa rage folle, Médée empoisonne Créuse par une tunique qu'elle lui offre lors de son mariage. Continuant sa vengeance, Médée tue ses deux enfants. En fuite, elle se marie avec le roi d'Athènes Égée dont elle a un fils appelé Médos.

Pour Didier Anzieu et son concept de *Moi-peau*, Médée s'inscrit dans une logique perverse et inverse de l'hystérique : elle présente comme une demande de communication ce qui est un état d'excitation, ici destructeur. Le *Moi-peau* est « une figuration dont le Moi de l'enfant se sert au cours des phases précoces de son développement pour se représenter lui-même comme Moi contenant les contenus psychiques, à partir de son expérience de la surface du corps » (Anzieu, p. 61). La peau est à la fois une protection contre les stimuli extérieurs, un pare-excitation, mais aussi un écran de perception, de signes et des traces laissés, connotée par la communication avec la mère ou son substitut. Une déficience dans cette interaction peut amener une psychopathologie comme celle évoquée. Cette quête des Argonautes est une quête d'un Moi-idéal, la fameuse Toison d'or, peau du bélier Chrysomallos. Ce Moi-idéal est gardé par un interdit paternel que Médée détourne par son onguent magique. Son amour pour Jason est ainsi teinté de semblant, d'une destructivité qui est projetée sur son frère et ses enfants, créant une souffrance insurmontable pour son père Aietès et son ex-mari Jason, tous deux sans descendance. Sa jouissance dans la vengeance prend le pas sur son désir d'être reconnue. L'ambiguïté émotionnelle est mélangée dans le *pharmakon* de Médée : si son onguent se veut un remède pour Jason contre le souffle destructeur des taureaux ou du dragon, il est un poison à la communication et l'interdit paternel. Elle sacrifie son lien familial sur l'autel d'un amour forcé par les dieux et par un pacte diabolique dans la mesure où il cache les carences dans le lien filial. Quand Médée demande à Jason de lui promettre un lien sans faille dans le début de leur histoire, la tragédie est signée.

Le nom de Médée vient de la racine grecque μηδομαί qui signifie *méditer, raisonner*. Cet élément lui vient de sa mère dont le nom ἰδύία signifie *esprit savant*. Il est à remarquer que, étrangement, le vieux mot français (Roquefort) *mediciner* signifiait *penser, méditer,* tout comme *medicus*, en latin, peut signifier du *pays médique (faisant partie du royaume perse)*, la patrie de Médée. Celle-ci porte en elle à la fois un savoir, mais aussi une agitation qui la fait passer de l'amour à la destructivité. Elle connaît la science des breuvages qui modifient l'histoire naturelle des choses, mais elle ignore ce qui l'anime, au point d'être aveuglée devant son infanticide. Nous sommes dans le clivage : il sépare la part qui sait de celle qui ne sait pas. Médée dénie la réalité de la fausseté de son couple qui s'est construit sur l'extraordinaire d'une potion. Quand Jason s'individualise dans le renoncement à Médée, son fantôme masculin se déchaîne dans un délire criminel. Un « dragon » amential se cache dans l'inconscient de Médée et lorsque sa sensibilité est touchée, sa furie se déchaîne. En donnant un onguent magique, elle met à distance ce dragon, mais qui reste bien vivant malgré les exploits délégués de Jason. Leur amour est mal construit dès le départ, aspect bien rendu dans la version d'Anouilh, où il dépeint une Médée femme-enfant, n'ayant pas pu trouver sa place et la limite :

> « Jason : Je t'ai aimée, Médée. J'ai aimé notre vie forcenée. J'ai aimé le crime et l'aventure avec toi. Et nos étreintes, nos sales luttes de chiffonniers, et cette entente de complices que nous retrouvions le soir, sur la paillasse, dans un coin de notre roulotte, après nos coups. J'ai aimé ton monde noir, ton audace, ta révolte, ta connivence avec l'horreur et la mort, ta rage de tout détruire. J'ai cru avec toi qu'il fallait toujours prendre et se battre et que tout était permis.
>
> Médée : Et tu ne le crois plus ce soir ?
>
> Jason : Non. Je veux accepter maintenant.
>
> Médée : Accepter ? » (Anouilh, p. 69-70)

Le terme d'*inconscient amential* (Dejours, 2003), dans une approche topique, recouvre une partie de l'inconscient où ont été stockés les affects négatifs suite à un traumatisme, ayant entraîné un mécanisme de clivage et de déni. Cette partie inconsciente n'est pas soumise à la logique du refoulé, mais évolue indépendamment. Sa réactivation amène une clinique du passage à l'acte ou du psychosomatique : on est dans l'acte à défaut de penser (alexithymie).

Si Médée paraît être un personnage monstrueux, de surcroît une mère infanticide, sa pharmacologie évolue d'un semblant de remède à un poison cruel pour finalement se terminer par un apaisement dans la genèse d'une transmission patriotique par l'intermédiaire de son fils Médos, à l'origine de la région de la Médie (Sud de la mer Gaspienne, entre X^e^ et VIe siècle avant J.-C.). Ce peuple était connu pour sa capacité de rassemblement et d'ordre. Tout vient à point à qui sait attendre.

L'Odyssée

Transcription alphabétique d'une tradition orale, *L'Odyssée* d'Homère[87] nous conte les épreuves initiatiques d'un Ulysse revenant de la guerre de Troie (*L'Iliade*), provoquée par l'amour d'une femme, cette belle Hélène, volée au roi Agamemnon.

Après la guerre de Troie, Ulysse, roi d'Ithaque, fils de Laërte, mari de Pénélope et père de Télémaque, revient avec ses compagnons en ses terres natales. Sur le chemin, il spolie les Cicones et débarque sur une terre où vivent des Cyclopes dont Polyphème. Ses troupeaux de moutons bien gras suscitent l'envie chez l'équipage. Ulysse et une partie de ses compagnons sont enfermés dans une caverne où le Cyclope les dévore un à un. C'est en crevant l'œil du Cyclope et en se dénommant « Némo – Personne » qu'Ulysse, *aux mille ruses*, survit. Mais au large, il se nomme au Cyclope qui demande vengeance à son père Poséidon. À partir de là, une succession d'épreuves insurmontables vont être imposées à Ulysse. Après une escale chez Éole dont l'hospitalité est trahie par les compagnons d'Ulysse qui ouvrent l'outre des vents, ce dernier échoue sur l'île où Circé habite et où elle transforme ses compagnons en porcs et où il devient son esclave sexuel. Hermès l'aide en lui procurant la plante magique, le Molu, qui annule la magie de Circé. Cette dernière lui conseille d'aller dans le pays des morts pour consulter Tirésias, un voyant. Ulysse rencontre les ombres de personnages illustres (Achille, Ajax, Agamemnon, Sisyphe…). Après l'épreuve du chant des sirènes, Ulysse perd de nombreux compagnons au passage de Charybde et Scylla. Sur l'île du Soleil, ses compagnons ne respectent pas l'interdiction de manger les troupeaux du dieu. Cela amène les foudres de Zeus. Rescapé de ce naufrage terrible, Ulysse arrive sur l'île de Calypso, qui comme Circé en fait son amant. Mais Ulysse, sur fond de sanglots, ne pense qu'à son retour en Ithaque. Par l'intervention de la déesse

[87] Homère (Préface Ph. Brunet, Trad. Bérard V.), *Odyssée*, Paris, Gallimard, 1999.

Athéna Pallas, les dieux consentent à faciliter son retour. Durant cette longue période d'errance, son épouse Pénélope est l'objet de nombreux courtisans qui, à défaut de l'épouser, épuisent sa fortune et celle de son fils Télémaque dans des banquets interminables. Ce dernier part à la recherche de son père. Ulysse réapparaît sur ses terres et se fait reconnaître au-delà de son anonymat de mendiant. Il s'ensuivra une vengeance sanglante vis-à-vis des prétendants.

Dans ce récit, nous retenons quelques éléments :

- L'oralité et la dévoration sont omniprésentes au travers des nombreux festins où des animaux bien gras et du vin miellé sont absorbés dans de nombreuses rencontres. Le Cyclope Polyphème et Skylla dévorent plusieurs des compagnons d'Ulysse.
- Le pouvoir magique, ensorcelant, est détenu par les femmes : Circé et Calypso. Elles enferment Ulysse dans une relation amoureuse imposée. La promesse d'immortalité proposée par Calypso ne suffit pas à rompre le lien mortel d'Ulysse à son épouse, sa famille et sa terre natale.
- L'utilisation de potion magique : Hélène utilise un breuvage calmant (Népenthès) lorsque Télémaque et ses compagnons viennent recueillir des informations concernant son père chez Ménélas (Chant IV, v 196-224). Cette potion vise à neutraliser les sanglots liés à l'absence d'Ulysse.
    - « Mais la fille de Zeus, Hélène, eut son dessein. Soudain, elle jeta une drogue au cratère où l'on puisait à boire : cette drogue, calmant la douleur[88], la colère, dissolvait tous les maux ; une dose au cratère empêchait tout le jour quiconque en avait bu de verser une larme, quand bien même il aurait perdu ses père et mère, quand, de ses propres yeux, il

[88] Le Népenthès.

aurait devant lui vu tomber sous le bronze un frère, un fils aimé !... Remède ingénieux, dont la fille de Zeus avait eu le cadeau de la femme de Thon, Polydamna d'Égypte : la glèbe en ce pays produit avec le blé mille simples divers ; les uns sont des poisons, les autres des remèdes ; pays de médecins, les plus savants du monde, tous du sang de Paeon[89]. » (IV, v 224-254)[90]

- Ulysse, aidé par Hermès, utilise l'herbe Molu pour neutraliser la magie de Circé (chant X, v 269-298), celle-là même qui a transformé ses compagnons en porcs.
    - « Hermès : Où vas-tu, malheureux, au long de ces coteaux ?... tout seul, et dans ces lieux que tu ne connais pas ?... chez Circé, où tes gens transformés en pourceaux sont maintenant captifs au fond des soues bien closes ?... Tu viens les délivrer ?... Tu n'en reviendras pas, crois-moi : tu resteras à partager leur sort... Mais je veux te tirer du péril, te sauver. Tiens ! C'est l'herbe de vie ! Avec elle, tu peux entrer en ce manoir, car sa vertu t'évitera le mauvais jour. Et je vais t'expliquer les desseins de Circé et tous ses maléfices. Ayant fait son mélange, elle aura beau jeter sa drogue dans ta coupe : le charme en tombera devant l'herbe de vie que je vais te donner. Mais suis bien mes conseils : aussitôt que, du bout de sa longue baguette, Circé t'aura frappé, toi, du long de ta cuisse, tire ton glaive à pointe et, lui sautant dessus, fais mine de l'occire !... Tremblante, elle voudra te mener au lit ; ce n'est pas le moment de refuser sa couche ! Songe qu'elle

[89] Paeon : dieu guérisseur, confondu avec Apollon.
[90] Homère (traduction de Bérard V.), *Odyssée*, Paris, Gallimard, 1999.

> est déesse, que seule elle a pouvoir de délivrer tes gens et de te reconduire ! Mais fais-la te prêter le grand serment des dieux qu'elle n'a contre toi aucun autre dessein pour ton mal et ta perte, que, t'ayant là sans armes, elle ne fera rien pour te prendre ta force et ta virilité. » (X, v 269-322)[91]

Cela ne les empêchera pas de rester un an de plus avec Circé malgré les interpellations d'Euriloque, un compagnon d'Ulysse.

- Le relationnel avec les femmes est représenté, principalement, négativement : enfermement, piège (Circé, Calypso). Même si la figure d'Athéna vient comme accompagnement positif au processus. Pénélope reste une figure stable, au-delà des épreuves.

L'usage du *pharmakon* vise à calmer les émotions, supprimer l'ardeur d'une conscience, détourner le héros de son but : trouver un ancrage, un lien.

Narcisse

Le mythe de Narcisse[92] est évoqué dans deux sources historiques ; les *Métamorphoses* d'Ovide et l'*Épigenèse* de Pausanias. Selon ces versions, Narcisse serait né du fleuve Céphise et de la nymphe Liriopé. Celle-ci avait entendu comme prophétie que son fils vivrait aussi longtemps que l'ignorance de sa beauté. Devenu un beau et jeune garçon, celui-ci refuse les amours des hommes comme des femmes. L'un de ces éconduits demande l'intervention de Némésis, la déesse de la vengeance. Celle-ci prévoit que Narcisse tombe amoureux de sa propre image. Lors d'une balade dans les bois, Écho, une nymphe punie[93] par Héra de ne prononcer que la

---

91 *Ibid.*

92 Bettini M., Pelitzer E. (Trad. Bouffartigue J.), *Le mythe de Narcisse*, Paris, Belin, 2010.

93 Elle permettait à Zeus de tromper Héra, son épouse légitime, en la distrayant par de longs palabres.

fin des phrases entendues, tombe amoureuse de Narcisse. Dans la même lignée, celui-ci la délaisse. Dans ses promenades, il découvre un plan d'eau vierge de toute contamination. Il se penche et voit son visage qu'il contemple jusqu'à y mourir. De sa dépouille naît la fleur Narcisse.

De ce mythe nous retenons les éléments suivants, présentés dans une dualité complémentaire :

- Voir (miroir de l'eau, renvoyant en boucle l'image de soi)/ Entendre (Écho, parole en boucle, mais inachevée et non comprise).
- Masculin (Narcisse)/ Féminin (Écho).
- Eau = idéalisation (pureté de l'eau) du père (fleuve Céphise) et enfermement dans l'image maternelle (dans certaines versions, l'image qu'il voit lui rappelle l'image de sa sœur (fille de la mère), jumelle décédée).
- Vie/Mort (cycle de renaissance de la fleur).
- Logique du Double (soi à soi), l'homosexualité.
- Narcose (Narcosis, Narké) : la fleur narcisse contient un alcaloïde (galantamine) ayant des effets parasympathiques, connus dans l'Antiquité pour intervenir comme antidouleur. L'étymologie Narcosis renvoie à la notion de poisson-torpille qui paralyse ses proies (torpeur). La narcose renvoie à la sidération dans le rêve.

Ici aussi, Narcisse est dans un lien inconscient qui ne lui permet pas de nouer des liens dans la réalité. Il est sidéré, pétrifié dans des images parentales.

Si le narcissisme est de retour dans notre société (ce mythe a fasciné l'histoire de l'Europe par les nombreuses expressions culturelles), il est un signe de décadence[94], car il exprime la crise de l'idéalité dans un retour à un passé nostalgique. Le burn-out, les pathologies limites sont les signes de ce défaut de symbolisation et d'une idéalité qui ne

94 Daneshvar-Malevergne N., *Narcisse et le mal du siècle*, Paris, Dervy, 2009.

passe pas par la loi de la réalité pour dégager une vérité intérieure à construire.

La narcose, l'anesthésie recherchée par certains « pharmakomanes », viserait à colmater des blessures, voire des carences narcissiques. On s'agrippe à soi plutôt que de faire confiance à l'autre.

Isis

Dans la mythologie égyptienne, Isis, fille de Geb et Nout, sœur et épouse d'Osiris et mère d'Horus, souhaite usurper le pouvoir du dieu solaire Rê, Maître universel, en essayant de lui extirper son nom caché. Il se serait créé en se nommant lui-même (auto-engendrement). Isis parvient à lui subtiliser de la salive qu'elle mélange à de l'argile et crée un serpent. Ce dernier, guidé par Isis, va mordre le dieu Rê et répandre son venin dans tout son corps. Perclus de douleurs et de spasmes, ce dernier va appeler ses enfants-dieux dont Isis, connue pour ses vertus de magicienne. Elle lui dira : « Dis-moi ton nom, mon divin père ! Car un homme ne revit que lorsqu'il est appelé par son nom ». Il finira par lui transmettre son nom caché en lui faisant jurer de le transmettre à son fils Horus.

La déesse Isis est connue dans l'Égypte ancienne pour protéger les morts lors de leur voyage dans l'au-delà. Elle apparaît comme une femme curieuse et malicieuse à l'égard des hommes. Ce mythe révèle la stratégie de pouvoir derrière l'usage de la magie. Le serpent est un symbole (Chevalier & coll.) puissant dans le domaine de la pharmacopée dont l'Ouroboros représente la force sacrée et centrale dans la régénération de la vie et de la mort. La médecine en a fait son symbole-phare. Son venin est ici un poison qui va briser le secret du nom, celui qui nomme et authentifie la fonction. Le serpent se dégrade progressivement dans la trajectoire mythologique vers sa face négative, car la raison va prendre le dessus sur le sacré primordial et sans doute chaotique. Du serpent découle l'hydre de Lerne, et d'autres monstruosités jusqu'au classique dragon présent dans de nombreux contes et légendes. Le langage dans sa fonction de nommer les choses et les hommes révèle ici toute son importance. Le secret cache une vérité sans être dans le mensonge. Le *pharmakon* vise à démanteler ces structures logiques.

Tristan et Iseult

L'histoire de *Tristan et Iseult* telle que nous la connaissons est un assemblage de différentes versions médiévales mis en forme par Joseph Bédier (1864-1938). Tristan, issu du mariage du roi Rivalen et de Blanche-Fleur, sœur du roi Marc de Cornouailles, est un chevalier qui est allé guerroyer au nom de son oncle et père adoptif[95], le roi Marc en terre d'Irlande. Il a tué le Morholt, beau-frère du roi d'Irlande. Blessé, il est recueilli et soigné sur le littoral par Iseult, fille du roi d'Irlande. De retour en Bretagne, le roi Marc décide de marier Iseult pour fonder des liens avec l'Irlande. Tristan est envoyé comme ambassadeur. Un dragon hante le lieu. Tristan le tue, mais blessé, il est soigné par Iseult qui finit, au-delà de l'émoi qu'elle éprouve pour lui, par reconnaître en lui le meurtrier du Morholt. La mère d'Iseult prépare un breuvage magique qui, par l'intermédiaire de Brangien, une servante, doit être servi dans la coupe des futurs mariés. Lors du voyage de retour, Brangien se trompe de fiole et sert la fameuse potion magique qui rend Tristan et Iseult éperdument amoureux. À leur retour, Iseult épouse le roi Marc, mais, dans son lit de noces, elle s'échange avec sa servante Brangien et s'enfuit dans les bois avec Tristan où ils séjournent 3 ans, le temps d'action de ce philtre d'amour. Finalement retrouvée par le roi Marc, Iseult décide de rester avec ce dernier. Elle doit prouver sa fidélité au roi Marc par l'épreuve du fer rouge (le jugement de

[95] Ses parents sont décédés alors qu'il était tout jeune. Il a été accueilli et éduqué par le maréchal Rohalt. Il finira par être reconnu par le roi Marc.

Dieu) d'où par un mensonge[96], elle sort indemne. Chassé du royaume du roi Marc, Tristan se marie avec une Iseult-la-Blanche. Il passe son temps à guerroyer. Un jour, à nouveau blessé, il demande l'aide d'Iseult-la-Blonde. Celle-ci arrive trop tard et Tristan meurt. De chagrin, Iseult se laisse mourir.

Au-delà de cet amour contrarié, voire impossible, ce conte met en évidence :

- Un héros qui, par sa bravoure, détruit des obstacles difficilement surmontables (le Morholt, le dragon) ;
- Une héroïne aux pouvoirs thérapeutiques ;
- L'utilisation d'une potion magique de fabrication maternelle, qui force l'histoire naturelle des choses (initialement, elle vise à forcer l'amour entre le roi Marc et Iseult) ;
- L'utilisation de la duperie (Iseult remplacée par Brangien dans le lit nuptial, Tristan transportant, sous les traits d'un mendiant, Iseult avant son épreuve du fer rouge où elle dira : « seuls le roi Marc et ce mendiant m'ont tenue dans leurs bras », en disant cela, elle ne ment pas, mais cache la réalité de son amour pour Tristan) ;
- L'ambivalence des sentiments (Iseult reproche à Tristan d'avoir tué son proche parent, le Morholt, mais est amoureuse) ;
- Déloyauté de Tristan vis-à-vis du roi Marc, représentant l'autorité paternelle. Tristan tombe amoureux de la femme du roi-père, soulignant l'enjeu

---

96 Avant son jugement ordalique, elle est portée par un mendiant qui n'est autre que Tristan déguisé et dira devant le roi Marc et sa cour : « Devant Dieu et sur le visage des saints, devant vous, rois des Logres, de Cornouailles, et vous Sire Gauvain, Sire Ké, Sire Girflet, je vous prie d'entendre ma parole : je jure que seuls le roi Marc et le mendiant qui vient de me faire rejoindre cette berge m'ont tenue dans leurs bras. ».

œdipien contourné. Le philtre ne fait que révéler et cacher le désir incestueux dont la mort sera l'aboutissement à cette jouissance narcissique[97].

Comme le philtre d'amour qui court-circuite le désir, l'*addict*, du verbe latin *addictus* (être dit à, soumis par esclavage) dévierait sa réalité dans une fusion édulcorée par une substance ou par un geste comme ersatz de la volonté de fusion maternelle, cachant son manque. Tristan est attaché à son oncle par la parole. Il est son père adoptif. C'est un père « dit » et non un géniteur. En tombant amoureux d'Iseult, il désire sa future mère « dite », dès le moment où celle-ci se liera par le mariage au roi Marc. Il désire ce qu'il n'a pas connu : sa mère génitrice, Blanche-Fleur. L'addiction renferme aussi la notion de dette. Ici, la dette de vie (être né de parents) n'est pas payée. Le paiement peut passer par la restitution d'une autre génération par la procréation. Cet amour ne produit pas une famille, rendant compte d'un inceste de 3e type (Dufour[98], p. 239), celui où ce qui doit être séparé ne l'est pas, aboutissant à l'infertile, à l'improductif. Le philtre symbolise le mélange de ce qui n'est pas séparé.

De la pharmacologie permettant de nombreux développements, l'individu tomberait dans la toxicomanie, un discours monologique qui exclut la polysémie de la parole échangée pour n'en retenir qu'une seule, celle d'un objet tout-puissant, sensationnel et idéalisé en réponse à une déception, le « trop », là où il y a eu du « pas assez ». Car la personne *addict* recherche au-delà du manque du produit ou du comportement, au-delà des conséquences dommageables de son addiction, un bénéfice, qui à l'analyse objective, dévoile son insignifiance, mais qui n'en démotive pas sa recherche subjective. Le philtre occupe cette place.

---

97 Castarède M.-F., *Les vocalises de la passion : psychanalyse de l'opéra*, Paris, Armand Colin, 2002.

98 Dufour D.-R., *Le délire occidental et ses effets actuels dans la vie quotidienne*, Paris, Éd. Les Liens qui libèrent, 2014.

Faust

Reprenant une histoire du XVe siècle, Johan Wolfgang Goethe (1749-1832), romancier et dramaturge allemand, nous livre un *Faust* complexe, en deux parties. Des compositeurs d'opéra en seront inspirés : Charles Gounod, Hector Berlioz, Louis Spohr.

Faust est un savant qui, déçu de sa science et de sa vie, au bord du suicide, fait appel au diable Méphistophélès. Il conclut un pacte avec lui. Rendu jeune par une potion de sorcière (in *Faust 1*, *Cuisine de sorcière*) et riche par Méphisto, il devient amoureux de Marguerite, la première venue, qui succombe à ses avances. Elle donne naissance à un enfant qu'elle noie, prise de folie après le meurtre de son frère par Méphisto et Faust, son complice. Elle tue également sa mère. Faust essaie de la sauver de l'échafaud, mais en vain. Dans la deuxième partie, Faust est dans une quête d'une Hélène avec qui il a un fils appelé Euphorion, intrépide, qui meurt également. Pris d'une volonté de puissance, obnubilé par la possession de terres, Faust, dans son aveuglement, meurt après avoir prononcé la formule magique du pacte. Mais il est sauvé par Dieu au grand étonnement de Méphisto. Une rédemption.

> « Faust : [...] Oh ! si la force de l'esprit et de la parole me dévoilait les secrets que j'ignore, et si je n'étais pas obligé de dire péniblement ce que je ne sais pas ; si, enfin, je pouvais connaître tout ce que le monde cache en lui-même, et, sans m'attacher davantage à des mots inutiles, voir ce que la nature contient de secrète énergie et de semences éternelles ! » (Goethe, *Faust 1*, in *La nuit*).

Déçu de la réalité de la vie, Faust idéalise sa puissance et sa science au point de se rendre esclave d'un diable (de la racine grecque : *dia-bolein* (séparer)), qui clive l'âme de Faust pour un discours unilatéral, mortifère et endiablé sur l'objet du désir, entre autres sur la quête d'une Hélène idéalisée. Fantasmagorie.

La déception (en latin : *decipere (surprendre), de-capere (de-prendre en main)*) vient rendre compte de la posture de celui qui a été lâché par surprise, dans un piège. Il subit des évènements là où il attendait le réconfort d'être en lien, d'être pris en main. L'ange déchu (qui voulait être l'égal de Dieu), qui deviendra le diable, Satan (dans Isaïe, Ézéchiel), s'inscrit dans cette lignée. Prométhée n'était-il pas, lui aussi, dans la question de la déception, ne voulait-il pas être l'égal de Zeus ? Être aussi puissant que Zeus ? Saint Augustin : « Et voici la cause de la misère des mauvais anges, c'est qu'ils se détournent de celui qui a l'être en soi, pour se tourner vers eux-mêmes qui ne l'ont pas. » (*La cité de Dieu*, livre 12, chap. 6). Le repli narcissique, l'agrippement à soi, amène un saut dans le vide du néant. L'usage d'un *pharmakon* toxique reste ce petit bout nécessaire pour colmater la fuite.

Le bon *pharmakon*	**Le mauvais *pharmakon***
Remède, médiation, mimétisme	Poison, faux semblant
Logos, la parole, le discours	*Grammata*, écriture
Internalisation	Externalisation, bouc émissaire
Vie	Mort
Reconnaissance de la dette et sa paternité	Duperie, déviation de l'histoire naturelle des choses
Vérité	Illusion, mensonge
La mesure (*Diké* en grec)	*L'hybris*, la démesure
Apollon (fils de Zeus et Léto, frère d'Artémis)	Dionysos (fils de Zeus et Sémélé)

Il faut voir cette classification non pas comme une opposition, mais comme une complémentarité. C'est dans le mensonge que se dégage la vérité, c'est dans la démesure que se distingue la mesure. La sagesse vient de l'apprentissage de la vie par la bienveillance héritée de nos pères. Le bon médecin est celui qui peut distinguer la bonne santé de la maladie, c'est dans sa folie que se distingue la bonne raison.

Apollon représente le dieu solaire, la maîtrise de la création artistique et de la raison dans son « Connais-toi toi-même ». Dionysos, lui, représente le dieu végétal, l'élan vital, spontané, débridé, excessif dont les Bacchantes en sont une représentation. Pour Nietzsche, la tragédie grecque est la réunion de ces deux contraires. Un juste équilibre entre ces deux termes est nécessaire à la dynamique vitale. Tout comme le poison révèle la vérité du remède par la connaissance, Dionysos est la part archaïque qui révèle notre création ordonnée et esthétique. Lorsque nous résumons les différentes mythologies, nous constatons que le chaos est premier dans l'histoire de la civilisation des hommes. Ce chaos est démesuré, brutal, violent et pourtant apporte l'énergie nécessaire à la suite des évènements. Les théoriciens du Big-Bang rejoignent les représentations de nos ancêtres.

Dialogue

En étant au plus près d'une dialectique de la déconstruction/construction de nos croyances émerge un sens juste, apaisant et durable. Le *pharmakon*-remède permet de sortir le malade – *pharmakos* hors de la projection clivée (bon/mauvais) par une ritualisation symbolique où le *logos* ou tout objet flottant, manipulable permet de rejouer une dynamique créative en mettant les objets à leur place. L'extraction du statut de « malade » doit se faire aussi avec dosage, une temporalité adéquate, et dans le *logos* du patient.

Pour le fumeur, nous retiendrons de sa pharmacologie :

- que la consommation de la cigarette s'apparente au passage du solide au gazeux (transformation) et du dehors vers le dedans (l'inspiration de la fumée) ;
- que cette transformation touche la couche archaïque (le respire), celle qui n'a pas besoin de l'autre, car celui-ci ne peut rien faire. Elle touche la couche innommable, celle du premier souffle qui nous donne vie ;
- que le recours à la pilule miracle, au placebo ne fait que souligner cette difficulté d'échanger avec l'autre : du pourquoi je suis en vie et qu'est-ce que vaut ma vie pour moi au regard de l'autre ? Le placebo, c'est la superficialité et la duperie du discours ;
- que le vol de la première cigarette (à l'insu de l'autorité patriarcale) est une manière de tester la solidité du lien et de la vie, mais dans une logique de toute-puissance : chaque fois que je fume, je ne meurs pas.

Chapitre IV
Le feu prométhéen

Maîtrisé il y a 800 000 ans, le feu a constitué un progrès technique important dans l'évolution humaine. Il n'a donc pas manqué de susciter de questionnement.

Il y a eu plusieurs âges dans l'humanité concernant le rapport au feu : d'abord sans feu, ensuite avec un feu entretenu et enfin avec un feu allumé. Le feu a d'abord été découvert par hasard lors d'incendies naturels (foudre, frottement de branches par les tempêtes) et a fait l'objet d'un entretien dont le livre *La guerre du feu*[99] en retrace une certaine épopée. Vraisemblablement, les différentes tribus ont fait des expériences indépendantes qui ont amené le même résultat : la maîtrise du feu par l'observation de la nature et la reproduction par essais-erreurs. Deux modes d'allumage ont ainsi été découverts : l'allumage par frottement (le foret ou rainure) d'un bois contre un autre et l'allumage par cognement de pierres (silex et marcassite, pyrite). Sur le plan des représentations, l'humanité s'est imaginé une histoire du feu[100] par esprit analogique en associant les animaux (jaguar, crapaud, lapin, loup) et les oiseaux (faucon, corbeau, roitelet, rouge-gorge) avec l'apparition du feu. Les caractéristiques physiques de ces espèces lui rappelaient les conséquences du feu : brûlure, couleur.

---

[99] Rosny-Aîné J.-H., *La guerre du feu*, Paris, Éd. Le Livre de Poche, 2015 (1909).

[100] Frazer J. G., *Mythes sur l'origine du feu*, Paris, Petite Bibliothèque Payot, 2009 (1930).

À la fois objet extérieur et intérieur, le feu anime en nous notre esprit et polarise notre raisonnement. Gaston Bachelard, philosophe du XXe siècle, dans *Psychanalyse du feu*, souligne dans la symbolique du feu une dualité entre son pouvoir constructeur (aliments cuits, métallurgie, chaleur, protection contre les bêtes sauvages) et son pouvoir destructeur (brûlure, incendie). Il dévoile sa force et sa faiblesse (peut s'éteindre y compris par l'eau). Il demande à être entretenu et nécessite un savoir pour l'allumer. Le feu est aussi un outil de rationalisation : il permet d'abstraire le concret par son jeu de transformation (du bois aux cendres, à la fumée et son bénéfice résiduel : la chaleur). Il permet de créer des liens sociaux autour de lui : le feu social s'oppose au feu naturel. Il peut amener à prendre le pouvoir y compris sur les anciens, les parents. Cette observation se retrouve chez le jeune fumeur qui essaie, par la transgression, de voler la première cigarette à l'autorité sociale qui l'interdit. Ces éléments dessinent, pour Gaston Bachelard, le complexe de Prométhée :

« Ce sont toutes les tendances qui nous poussent à savoir autant que nos maîtres, plus que nos maîtres. Or, c'est en maniant l'objet, c'est en perfectionnant notre connaissance objective que nous pouvons espérer nous mettre plus clairement au niveau intellectuel que nous avons admiré chez nos parents et maîtres. »[101]

Mais qui est ce Prométhée ?

Prométhée est une figure connue, au même titre qu'Œdipe ou Narcisse dans le panthéon des sciences humaines. *Prometheus*[102], le film de Ridley Scott sorti en 2012, prequel de

---

101 Bachelard G., *La psychanalyse du feu*, Paris, Gallimard, 1949, p. 30.

102 Dans un passé lointain, un extraterrestre humanoïde absorbe un liquide noir qui le désagrège et répand son ADN sur Terre permettant la création de l'espèce humaine. En 2093, suite à des traces

la série cinématographique *Alien*[103], en est son actualisation dans l'imaginaire de l'homme contemporain.

Voici le résumé du mythe de Prométhée selon les versions d'Hésiode (Théogonie) [104] et d'Eschyle (Prométhée enchaîné) [105] qui ont fixé sa transmission orale durant l'Antiquité :

Prométhée est le fils du Titan Japet et de la nymphe Thémis (Clymène). Il a 3 frères : Atlas, Ménétios et Épiméthée. Les Titans sont les fils de dieux archaïques Ouranos et Gaia. Cronos, un des Titans, est connu pour dévorer ses enfants[106]. Un jour, Zeus, fils de Cronos et Rhéa, fait vomir son père grâce aux conseils de Métis et prend le pouvoir. Il souhaite installer un nouveau royaume dit olympien. Cela déclenche une guerre avec les Titans. Devant cette situation conflictuelle, Prométhée, dit le Prévoyant, suggère aux Titans de l'emporter par la ruse. Ne suivant pas ses conseils, Prométhée décide de rejoindre le camp de Zeus, son cousin. À cette époque, les hommes ont été dégradés à la condition de mortels (bien loin de l'Âge d'or où ils festoyaient à l'égal des dieux) et doivent rendre des sacrifices en l'honneur de l'Olympe. À l'occasion d'une querelle concernant le sacrifice du bœuf à Sycione, Zeus propose à Prométhée, connu pour sa droiture, de diviser équitablement ce présent. Ce dernier s'exécute en cachant les bons morceaux de viande sous le cuir de l'animal et il ensevelit les os dans la masse rutilante de graisse. Zeus choisit la part graisseuse préjugeant

---

archéologiques, on envoie une expédition astronautique vers une lune. Là, les astronautes y découvrent les restes d'une base exploitée par des extraterrestres dits Grands ingénieurs qui testaient les propriétés de ce liquide noir. Il se trouvera à la base de l'apparition des xénomorphes, créatures agressives à l'image de l'*Alien*…

103 1979, avec Sigourney Weaver dans le rôle principal.

104 Hésiode (Trad. Bonnafé A.), *Théogonie : la naissance des dieux*, Paris, Rivages poche / Petite Bibliothèque, 1993.

105 Eschyle (Trad. Mazon P.), *Tragédies complètes*, Paris, Gallimard, 1982.

106 Ses parents Ouranos et Gaia lui avaient prédit qu'un de ses enfants le détrônerait.

naturellement de la richesse des beaux morceaux. Mais il n'y trouve que des os secs. En rétorsion, il enlève le feu aux hommes. Ceux-ci en avaient été pourvus en compensation de leur immaturité à la suite de la faute d'Épiméthée (dans la version de Platon, *Protagoras*). Zeus n'aime pas les hommes. Il les trouve sots et ingrats. Ils ont connu l'époque dorée de leur cohabitation divine et Zeus souhaite créer une nouvelle race d'hommes. En leur retirant le feu, il ne peut que précipiter leur destin. En conséquence, Prométhée décide de voler le feu des dieux en le dissimulant dans une tige de fenouil. Lorsque Zeus voit rougeoyer le feu dans les maisons des hommes, il comprend l'outrage obstiné de Prométhée. Il confie donc le soin à Héphaïstos de ferrer Prométhée sur le rocher du Caucase. Là, un aigle vient tous les jours manger une partie de son foie, qui se régénère quotidiennement. En plus, Zeus demande à Héphaïstos, avec l'aide d'Aphrodite, de créer une belle femme, Pandore, et de l'envoyer à Épiméthée. Précédemment, Prométhée a averti ce dernier de ne rien accepter de Zeus. Pandore[107] ouvre le vase dans lequel tous les malheurs ont été enfermés et tous se répandent sur les hommes sauf l'espoir. Devant la souffrance de Prométhée et l'insistance de son entourage, Zeus accepte qu'il soit remplacé par Chiron[108] qui a été blessé par une flèche empoisonnée (par le sang de l'hydre de Lerne[109]) d'Héraclès. Ce poison lui procure une douleur infernale. Il préfère mourir sur le rocher prométhéen. C'est le même sang de Prométhée qui sert à la potion magique de Médée pour Jason lors de son épreuve du

---

107 Il est à remarquer que le vase peut être une symbolique de la procréation de la femme. Mais ce vase suscite bien des peurs. Que va-t-il sortir de là ? Un enfant qui vient déplacer toute la généalogie et rappelle au père que le temps passe. L'enfant est le futur, quand le parent devient le passé…

108 Centaure, fils de Cronos (fils d'Ouranos et Gaia) et l'océanide Philyra. Il sera connu pour ses qualités de précepteur à l'égard de certains demi-dieux grecs comme Héraclès, Achille.

109 Monstre à plusieurs têtes qui a été vaincu par Héraclès.

domptage du taureau dans la quête de la Toison d'or (Graves, *Les mythes grecs*, p. 906).

Si on analyse l'histoire des protagonistes en termes de lien et d'interaction, on met en évidence des dualités synergiques entre création et destruction. Si une première analyse fait transparaître un Prométhée victorieux de la tyrannie et du progrès, on peut mettre en lumière un Prométhée trompeur, ne réfléchissant pas aux conséquences de ses actes immédiats, impétueux et manquant de pédagogie à l'égard de sa création humaine. Car si le feu peut se révéler un outil, une pharmacologie à l'immaturité de notre être, Prométhée n'enseigne pas aux hommes les risques de cet outil. Celui-ci peut délivrer la création comme la destruction, et ceci, selon les humeurs de l'Homme. De la même manière, on pourrait voir en Zeus, le tyran absolu qui ne laisse pas la place à la créativité et à la liberté. Mais on pourrait voir aussi le chef de famille qui se préoccupe du devenir humain avec un outil aussi puissant que le feu de la Raison. C'est cette même raison qui ronge la foi [110] de Prométhée sur le rocher maternel du Caucase. Toute action a ses conséquences. C'est ainsi que les Océanides, dans *Prométhée enchaîné* d'Eschyle, lui lancent : « Mauvais médecin, ta pensée est malade et tu n'y trouves aucun remède qui puisse te guérir ». Et dans la suite, Hermès rajoute : « L'opiniâtreté est inutile en elle-même à qui ne raisonne pas ». Mais ce qui le sauvera de cette histoire de famille haineuse, c'est l'amour, le lien à l'autre. Prométhée cite enfin :

> « Mais l'amour attendrira une de ces filles[111] [...] et c'est d'elle que sortira le courageux et illustre archer qui me délivrera de mes maux. »

---

[110] Ces convictions, croyances à distance de la raison, la logique y compris inconsciente.

[111] Philyra, une Océanide, fille d'Océan et Téthys (déesse marine archaïque).

Ce sera le centaure Chiron.

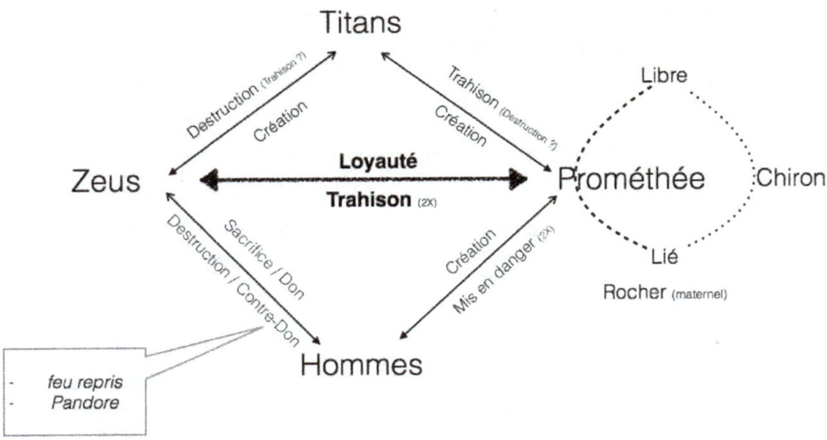

Hésiode tente de donner au geste prométhéen une valeur morale négative, préférant la notion d'ordre à la notion de liberté et de progression humaine défendues par Eschyle. Ce dernier défend un Prométhée opiniâtre qui est prêt à endurer une douleur infinie devant le pouvoir de Zeus. Il semble qu'une symétrie de la totalité habite ces deux protagonistes : à la loi absolue s'oppose une résistance absolue. Mais elle pourrait prendre les couleurs d'un jeu enfantin dénoncé par Hermès : « Tu me railles ici, vraiment, comme un enfant. » Et Prométhée de finir par cette complainte : « Ô Majesté de ma mère, et toi, Éther, qui fait rouler autour du monde la lumière offerte à tous, voyez-vous bien les iniquités que j'endure ? » Après les fouets du père, les pleurs destinés à la mère… Un enfant est battu[112].

112 Développé par Freud dans un texte intitulé : « Contribution à l'étude de la genèse des perversions sexuelles » (1919). Le fantasme masochiste s'articule sur trois éléments narratifs dans une évolution

Voici un tableau comparatif entre la version d'Hésiode et de Eschyle d'après Mullie-Chatard S., *De Prométhée au mythe du progrès*[113].

Hésiode (Théogonie)	**Eschyle (Prométhée enchaîné)**
Feu technique	Feu civilisateur
Omnipotence de l'Ordre olympien (nouveau) contre les hommes (anciens)	Prométhée = héros civilisateur, philanthrope
Dénonciation-condamnation du déclin lié au geste prométhéen	Progression idéalisée de la condition humaine
Feu = moyen de survivre à la punition, cadeau empoisonné	Feu = accession à la connaissance et à la civilisation
Il faut renoncer à l'hybris	La punition de Prométhée est disproportionnée
L'espoir est une illusion existentielle	

La faute de Prométhée est d'avoir introduit l'hybris dans cette dynamique, l'orgueil qui amène la catastrophe, le

séquentielle : mon père bat un enfant que je hais, Moi, je suis battu par mon père, un enfant est battu. Ce fantasme est la cicatrice œdipienne de la difficulté à l'accès symbolique.

113 Mullie-Chatard S., *De Prométhée au mythe du progrès*, Paris, L'Harmattan, 2005, p. 39-67.

désordre, le chaos. C'est contre cela que se bat Zeus en introduisant la justice et en mettant chacun à sa place. En dupant le partage du taureau, Prométhée introduit l'injustice et c'est cet acte qui sera le malheur des hommes. L'espoir qui reste dans le vase – piège pour les hommes – est pour les Grecs un malheur, car l'espoir implique l'investissement dans un futur idéalisé ou dans un passé nostalgique [114]. La condamnation des hommes est de subir le temps et son action sur la décrépitude. La douleur sera la prémice de la satisfaction.

Car il ne faut pas confondre duperie et ruse, bien que ces termes présentent des similitudes. Ils sont à l'œuvre dans le jeu [115]. La duperie est synonyme de mensonge dans une relation entre un dominant et un dominé. La ruse (en grec : τέχνη) est un procédé habile destiné à tromper un ennemi dans un jeu où chacun s'est positionné d'égal à égal. Ici, Prométhée ne se positionne pas comme un ennemi de Zeus. Il le devient par la force des choses, mais il ne déclare pas la guerre ouvertement à Zeus. Plutôt que de dénoncer sa loi injuste par le dialogue, il utilise le mensonge et le vol pour rendre une justice singulière et unilatérale « faire justice soi-même ». Si une première analyse donne à Prométhée une valeur de « Robin des bois » pour les humains en leur apportant le feu technologique, ses actions leur apportent les maux et la misogynie. Pandore pourrait être une projection négative d'une mère intérieure ambivalente (Clymène – Thémis ?) voire vengeresse. Quant au vol du feu, il met en lumière la dynamique jouissive de Prométhée plutôt que la transmission et l'échange du désir. Prométhée n'exprime pas

[114] Ferry L., *Prométhée*, Paris, Plon-Le Figaro, 2015.

[115] Hamayon R., *Jouer : une étude anthropologique*, Paris, La Découverte, 2012, p. 253-268.

son désir. Il agit aux dépens de l'autre, supposé détenir quelque chose…

La punition de Prométhée trouve des similitudes dans la mythologie nordique, à propos d'un demi-dieu perturbateur de l'ordre : Loki[116].

Baldr le bon, un des dieux nordiques, fait un rêve où sa vie est mise en danger. Les divinités décident de le protéger en demandant serment à toutes choses de ne pas lui faire de mal. Loki décide de se changer en femme et parvient par cette ruse à savoir que les serments ont été rassemblés sauf pour une petite pousse de buis. Il va la quérir. Lorsque tous les dieux prouvent à Baldr son immunité face aux éléments en lui lançant toutes sortes de choses, Loki propose à un dieu aveugle appelé Hodr de participer à cette démonstration. Il lui pose la pousse de gui dans la main et le guide dans son lancer. Baldr tombe à terre mort. Les dieux sont stupéfaits. Ils envoient un messager, Hermod, pour demander au gardien des morts appelé Hel de le libérer. Celui-ci accepte sous réserve que toutes choses pleurent la mort de Baldr. Tous le font sauf Loki, déguisé en géante (Thokk). Tous comprennent son infamie. Ils se mettent à sa poursuite. Loki s'enfuit en se transformant en saumon dans une rivière. Les dieux utilisent un filet de pêche et Thor finit par l'attraper. Ils l'emmènent dans une caverne où ils le lient avec des boyaux à un rocher au-dessus duquel pend un serpent. Son venin coule sur le visage de Loki et lui brûle la peau. Sigyn, sa femme, récolte le venin dans une cuvette, mais chaque fois qu'elle va la vider, les brûlures le font tressaillir, et ceci, jusqu'au Crépuscule des dieux.

Cette histoire présente des parallélismes avec celle de Prométhée : Loki rompt l'alliance des dieux, il dupe deux fois (quand il soudoie des informations et quand il manipule

---

116 Sturluson S. (Trad. par Dillman F-X), *L'Edda : récits de mythologie nordique*, Paris, Gallimard, 1991.

Hodr). Ici aussi, Loki ne joue pas le jeu des relations et fait preuve d'un égoïsme dont on ne comprend pas bien le mobile.

Dans son livre *Protagoras* (320c-322d), Platon nous invite à penser l'apport du feu libérateur de Prométhée comme le moyen d'exercer l'illusion qui fonde une croyance, intoxication de notre rationalité. L'espoir de la maîtrise de la nature par la technique est un leurre, spécialement dans un rapport individualiste. Le dialogue entre humains et avec la nature est indispensable pour construire une collectivité de l'avenir.

André Gide va se réapproprier le mythe de Prométhée dans son *Prométhée mal enchaîné,* paru en 1920 :

La scène commence dans une rue où un homme (Coclès) est giflé par un autre (Miglionnaire qui n'est autre que Zeus) lorsque ce dernier laisse tomber un mouchoir qui est ramassé par Coclès. Miglionnaire lui demande de mettre une adresse sur une enveloppe (qui contient 500 francs). Coclès apposera l'adresse de Damoclès. D'une manière cachée, Coclès et Damoclès vont être liés à une enveloppe et à une gifle ce qui va amener le nœud narratif du reste de l'histoire. Car Damoclès ne sait pas de qui et pourquoi il a reçu 500 francs. « Ces 500 frs chaque jour me pèsent ; je voudrais m'en débarrasser et je ne sais comment faire. » (p. 27.) Coclès, quant à lui, se pose la question du mobile de cette gifle. Ils rencontrent Prométhée qui a un aigle maigre et dépenné, dans un restaurant. Il appelle son aigle, mais celui-ci brise la devanture du restaurant et blesse l'œil de Coclès. Prométhée est emprisonné au motif qu'il fabrique des allumettes sans brevet. Il nourrit son aigle avec son foie. Entre-temps, Coclès fait l'objet de nombreuses attentions suite à la perte d'un de ses yeux. « Il y voit mieux depuis qu'il n'y voit plus que d'un œil. Il montre à tous son œil de verre et se fait un bonheur qu'on l'en plaigne. » (p. 48-49.) Une fois l'aigle rétabli, celui-ci enlève Prométhée de sa prison. Ce dernier monte un spectacle où il présente son aigle et le fait tournoyer. Prométhée dira :

> « Ce que je sais, c'est que, non satisfait de leur donner conscience de leur être, je voulus leur donner aussi raison d'être. Je leur donnai le feu, la flamme et tous les arts dont une flamme est l'aliment. Échauffant leurs esprits en eux, je fis éclore la dévorante croyance au progrès. Et je me réjouissais étrangement que la santé des hommes s'usât à le produire. » (p. 70)

Damoclès va mourir d'angoisse liée à la réception des 500 francs de provenance inconnue.

> « Aidez-moi donc à me comprendre, par pitié ! J'ai ceci, qui m'est venu je ne sais d'où et que je dois à qui ? À qui ?? À qui ?? et pour cesser un jour de le devoir, croyant le pouvoir, je vais avec ceci faire des dons aux autres ! Aux autres !! À Coclès, la charité d'un œil !! mais il n'est pas à toi cet œil, Coclès ! Coclès !! rends-le. Rends-le à qui ? À qui ?? À qui ?? » (p. 93-94).
>
> « Le secret de leur vie est dans le dévouement à leur dette. » (p. 77).

La lecture de Gide sur l'histoire de Prométhée met en lumière la question de la dette et du lien qui unit les hommes et leur être quand il est question du corps. Le langage est ici fondateur de cet échange, il y a une mise en scène. Cet endettement vient du Très-Haut (ici Zeus déguisé en Miglionnaire) ou du grand Autre pour citer J. Lacan. C'est lui qui vient créer la faille, la brisure de nos certitudes sur notre toute-puissance. Mais cette dette nous névrose. Elle obnubile notre pensée au point de ne plus y voir clair. L'œil est au centre de l'affaire : celui de Coclès perdu, le spectacle de Prométhée. Que nous est-il donné à voir qui nous soit caché ? L'essentiel est invisible pour les yeux, disait Saint-Exupéry dans *Le Petit Prince*. On voit que la perte de l'œil de Coclès a entraîné une densification de relations autour de lui.

Des cendres à la fumée technologique

Mort en 2009 à l'âge de 101 ans, Claude Lévi-Strauss a apporté une vision structuraliste aux sciences humaines et en particulier à l'anthropologie. Dans la série *Mythologiques*, il nous livre une analyse structurale de différents mythes sud-américains qu'il a glanés au gré de ses voyages exploratoires. Dans le volume *Du miel aux cendres*[117], il explore les thèmes du miel et du tabac. Ces deux ingrédients font partie des alentours de la cuisine (*Le cru et le cuit*)[118]. Le miel peut se manger naturellement sans être cuit (infraculinaire[119]) et le tabac ne peut pas s'absorber cru (supraculinaire). Ces deux éléments évoluent en symétrie, mais dans un jeu de miroirs (opposition, inversion) et de transformation. Le tabac est lié aux origines du feu tandis que le miel est lié à l'eau. Reprenons les mythes relatifs aux origines du tabac de ces différentes tribus :

– M320 Carib (p. 339) :

> « Un homme vit un Indien à pattes d'agouti qui disparaissait dans un arbre/ceiba/. C'était un Esprit de la forêt. On entassa autour de l'arbre du bois, des piments et du sel, et on y mit le feu. L'Esprit apparut à l'homme au cours d'un rêve et lui dit de se rendre trois mois plus tard là où il avait succombé. Une plante pousserait parmi les cendres. Avec ses larges feuilles macérées, on préparerait une liqueur qui procurerait des transes. C'est au cours de sa première transe que l'homme connut tous les secrets de l'art du guérisseur. »

Pour C. Lévi-Strauss, ce mythe met en scène un personnage masculin en rongeur végétarien (agouti, du genre

117 Lévi-Strauss C., *Du miel aux cendres (Mythologiques, n° 2)*, Paris, Plon, 2009 (1966).

118 Lévi-Strauss C., *Le cru et le cuit (Mythologiques, n° 1)*, Paris, Plon, 1964.

119 Produit par des êtres non humains : les abeilles.

dasyprocta) qui est brûlé dans un tronc creux et des cendres duquel naît le tabac destiné à être bu. Il met en parallèle cette mise en scène avec le mythe M23-24 (Toba-Pilaga/Tereno)[120] que nous développerons par la suite. Au-delà de cette analyse, ce mythe nous fait penser au mythe de Prométhée et spécialement la partie finale, celle où, du sang de Prométhée, naîtra un crocus qui sera utilisé comme potion (ici en onguent) par Médée pour séduire Jason. Ces deux mythes mettent en évidence le transfert entre le masculin et le féminin d'une « substance » qui peut s'avérer négative et mortifère.

– M327 Warrau (p. 364-366) :

Depuis longtemps, un Indien avait pour femme une habile tisserande de hamacs, mais qui restait stérile. Il prit donc une deuxième épouse dont il eut un enfant nommé Kurusiwari. Celui-ci ne cessait d'importuner la première épouse. Un jour, agacée, elle le repoussa rudement. L'enfant tomba et pleura, puis il quitta la hutte sans que personne ne remarque son départ. Ses parents, couchés ensemble, se câlinaient et il fut tard quand on s'inquiéta de lui. Après quelques recherches, ses parents le retrouvèrent dans la hutte voisine avec d'autres enfants. Une discussion animée s'ensuivit et le petit Kurusiwari en profita pour disparaître à nouveau, accompagné cette fois de l'enfant de cette hutte voisine, le petit Matura-Wari. L'épisode se répéta dans une autre hutte avec le même résultat. Les deux garçons étaient partis, cette fois en compagnie d'un troisième nommé Kawai-Wari. Voici donc maintenant six parents en quête de trois enfants. Au bout de quelques jours, deux couples abandonnent les recherches. Les enfants, qui étaient déjà très loin, s'étaient liés d'amitié avec les guêpes. À cette époque, elles parlaient et ne piquaient pas. Finalement, le premier couple retrouva les enfants au bord de la mer. Ils étaient devenus de grands garçons. Ce couple les supplia de revenir avec eux.

120 In *Le cru et le cuit*, p. 107-108.

Kurusiwari, devenu leur chef, refusa, prétextant qu'il avait été maltraité par sa marâtre et négligé par ses parents. Ceux-ci pleurèrent et malgré les suppliques, n'obtinrent de Kurusiwari que la promesse d'apparaître quand ils bâtiraient un temple et l'appelleraient en faisant de la fumée de tabac. Sur ce, les trois enfants traversèrent l'océan, et les parents retournèrent au village où le père éleva le temple prescrit. Il brûla toutes sortes de feuilles, mais sans succès. À cette époque, les hommes ne possédaient pas le tabac qui poussait dans une île au milieu de l'océan. On l'appelait l'île sans hommes, car seules des femmes l'habitaient. Le père attristé demanda à un échassier d'aller chercher des graines de tabac sur cette île ; il ne revint pas, et les autres oiseaux marins qu'il expédia ensuite connurent le même sort. La gardienne du champ de tabac les avait tous tués. L'Indien demanda conseil à son frère, qui lui proposa l'aide d'une grue. Un oiseau-mouche se proposa également, mais épuisé, il manqua de se noyer. C'est repêché par la grue qu'il dut son salut. Elle le maintenait entre ses pattes. Au cours du vol, la grue se soulagea les intestins. Il reçut tout sur la figure. Il décida alors de voler seul et arriva le premier. La grue consentit à l'attendre pendant qu'il s'emparait des graines. La gardienne du tabac ne réussit pas à tuer l'oiseau-mouche tant il était petit et rapide. Les deux oiseaux, qui avaient maintenant vent arrière, volèrent de concert. Arrivé au village, l'oiseau-mouche remit les graines au maître de la grue, qui les donna à son frère en lui apprenant comment planter le tabac, traiter les feuilles et choisir l'écorce pour rouler la cigarette. Il lui ordonna aussi de cueillir des calebasses, spécialement celles qui avaient poussé du côté est du tronc. L'homme se mit à chanter en s'accompagnant du hochet. Son fils et les deux autres garçons apparurent soudainement. Ils étaient devenus les trois Esprits du tabac. Ils répondaient naturellement à l'appel du hochet. Car le père était lui-même devenu le premier chaman, pour avoir tant pleuré la perte de son enfant et s'être si fort langui.

De ce mythe, Lévi-Strauss retient le couple d'oiseaux (grue/oiseau-mouche[121]) qui doit passer par l'ordure (les déjections de la grue sur l'oiseau-mouche) sur la « route du tabac ». Les deux femmes (l'une habile tisserande, mais stérile et l'autre indolente, mais fertile) initient la quête du mythe. Chez les Tacana, les tisserandes de hamac tireraient leur qualité du paresseux, animal suspendu et déféquant peu et de manière propre[122]. Les Indiens semblent porter une attention particulière à la fonction de défécation, son contrôle étant une marque culturelle d'humanisation. Le manque de tabac serait lié à des femmes célibataires, des Amazones. Ces éléments déstabilisent le collectif (dans la logique des échanges et de la reproduction de la société). Lévi-Strauss démontre que les « primitifs » disposent de logiques classificatoires[123] qui structurent le monde, mais leur pensée reste collée à une poétique dont les sociétés modernes se sont démarquées par l'abstraction logique. Ainsi, il met en évidence deux logiques dans les mythologies du tabac : l'une (mythe Chaco) cherche le tabac dans le feu terrestre et destructeur (brûler l'arbre) en corrélation et opposition avec le feu de cuisine, terrestre, mais constructeur des mythes Gé (M7-12) ; l'autre (mythe Warrau) s'approprie le tabac dans une eau dominée (oiseaux traversant l'océan), en opposition et corrélation avec l'eau céleste et dominatrice (mythe bororo, M1). C'est en fonction des catégories de l'eau et du feu que le tabac prendra une valeur positive (« bon tabac ») ou négative (« mauvais tabac ») dans ses qualités (M191) ou son usage (M26-27). L'origine

[121] Consommateur de miel, mais jouant un rôle dans la production de tabac, soulignant la transformation mytho-logique.

[122] Opposé au singe-hurleur qui se soulage à tout moment, mais il partage, comme le paresseux, la qualité « barométrique », car leur comportement change en fonction de l'arrivée de la pluie.

[123] Comprenant des oppositions, des associations, des transformations chiasmatiques, des métaphores, des métonymies, l'ensemble rendant compte d'une logique de signes et de sens (cfr carré logique).

aquatique connote le mauvais tabac. Ces observations mettent aussi en évidence que la découverte du tabac est associée à l'émergence du chaman, du guérisseur. La fumée a une fonction de lien avec le monde des esprits et sa présence dans les rites initiatiques en souligne l'importance[124].

Sur un plan plus psychologique, on pourrait être amené à croire que la femme tisserande est jalouse de l'enfant né d'un second lit et rejette ce dernier. L'enfant fuit par protestation et le reste de l'histoire demandera réparation de ce rejet par la construction d'un temple et les fumigations de tabac. Et le père, ici, doit réparer les exactions de ses femmes (l'une parce qu'elle a rejeté son enfant légitime et l'autre parce qu'elle l'a détourné dans la luxure).

- M334 Arekuna (p. 377) :

Un jour, un petit garçon décide d'emmener ses quatre jeunes frères dans la forêt. Ils rencontrent des oiseaux/djiadjia dont le cri veut dire : « Plus loin ! Plus loin ! » Sans provisions suffisantes, ils commencent à avoir faim et décident, munis de leurs flèches, de tuer ces oiseaux peu craintifs. Pourtant, ils les manquent. Les poursuivant, ils s'enfoncent de plus en plus dans la forêt et finissent par arriver à la plantation où travaillent les serviteurs de Piai'man, le maître du tabac. Effrayés par leurs flèches, les serviteurs demandent aux enfants de faire attention à ne pas leur crever les yeux. Les oiseaux qu'ils avaient chassés se changent en humains. Ils demandent aux enfants s'ils accepteraient qu'ils deviennent leurs parents et vivent avec eux. Mais Piai'man réclame les enfants parce que les oiseaux/djiadjia/, qui les avaient attirés jusqu'ici, sont à lui. Il entreprend de faire des enfants des sorciers guérisseurs, et jour après jour, il leur administre des boissons émétiques. Isolés dans une petite hutte où les femmes ne peuvent les voir, les enfants vomissent dans l'eau d'une cascade, « pour absorber ses bruits » et dans une grande

124 Talayesva D. C., *Soleil hopi*, Paris, Plon, 1982 (1959).

pirogue. Après avoir ingéré toutes sortes de préparations à base d'écorces, les enfants, qui sont devenus très maigres et ont perdu conscience, reçoivent des instillations nasales de jus de tabac et subissent une douloureuse épreuve consistant dans le passage de cordelettes en cheveux, passant par leurs narines et sortant par la bouche, à travers l'arrière-gorge. Vers la fin de l'initiation, deux des enfants violent un interdit. Ils perdent leurs yeux et sont changés en Esprits nocturnes. Les deux autres deviennent des sorciers accomplis, et ils vieillissent en compagnie de leur maître. Un jour, le maître les renvoie dans leur village. Vexés d'être trouvés trop vieux par une jeune femme qu'ils désiraient, ils la pétrifient et transforment les membres de leurs familles en Esprits. Ce sont ces Esprits qui font maintenant pousser en dix jours le tabac des sorciers-guérisseurs, sans qu'il soit nécessaire de le planter.

Ce mythe met en scène des éléments connus :

- Eau, cascade (terrestre) ;
- Bruit (de la cascade) ;
- Oiseaux ;
- Sorciers – apprentissage ;
- Esprits : bon = respecte les interdits/mauvais = ne respecte pas l'interdit ;
- Absorption-vomissement (boissons émétiques, absorption de préparations d'écorces d'arbres) ;
- Rejet par une jeune fille (désirable).

Concernant le bruit, celui-ci peut être rythmique ou non. Dans ces cultures, le hochet est un instrument qui rappelle le bruit frappé, mis en association avec des animaux (grue (cri « ordurier »)/ singe hurleur/paresseux) dans les mythes précédemment présentés. La fumée de tabac est conjuguée avec les hochets. La musique et la fumée partagent le même univers aérien.

Les deux derniers éléments relèvent plus de la psychologie, celle visant les éléments orificiels. Nous avons eu les déjections cloacales de la grue, ici nous avons les vomissements purgatifs des apprentis sorciers. D'une certaine façon, le fumage est une manière d'absorber et de « vomir » de la fumée, substantiation de l'invisible : « On voit ce qu'on respire. » Cette purgation amène un état modifié de conscience où la liaison de ce voyage spirituel au corps est représentée par l'enfilage de cordelettes de cheveux dans le nez et la bouche. Cette liaison est renforcée par des interdits dont la rupture amènera à changer de monde, mais dans un sens négatif.

Le thème du lien à l'autre revient également. Nous avions dans le précédent mythe cet enfant rejeté par sa marâtre. Ici, nous avons ces enfants « mûris » rejetés par « une jeune femme qu'ils désiraient ». Cela entraîne des conséquences : « ils la pétrifièrent ». Dans le précédent mythe, le retour des enfants était conditionné à l'élévation d'un temple et à la production de fumée (de tabac).

D'une manière générale, les enfants (dans leur fonction mythologique) sont les moteurs d'une transformation culturelle, celle qui classifie la nature et détermine la fonction de sorcier, point d'union entre la nature et la culture, entre l'au-delà et l'ici. Le tabac participe de cette initiation fonctionnelle.

Nous continuons notre recherche de mythe dans *Le Cru et le Cuit*. Nous avons évoqué les mythes 23 et 24 dont nous développons l'histoire rapportée par Lévi-Strauss :

- M23 Toba-Pilaga (p. 107) :

Une femme et son mari vont un jour à la recherche de perruches. Voyant un arbre où se trouvaient plusieurs nids, l'homme y grimpe et il lance à sa femme une trentaine d'oisillons. Il s'aperçoit que la femme les dévore l'un après l'autre. Pris de peur, il saisit un oiseau plus grand et le lance en disant : « Attention, c'est un jeune, mais il peut voler ! » La femme court après l'oiseau, et l'homme en profite pour descendre et s'enfuir : il a peur d'être mangé lui aussi. Mais sa femme le poursuit, et, l'ayant rejoint, elle le tue et lui coupe la tête qu'elle met dans un sac. Elle dévore le reste de son corps. À peine de retour au village, la femme a soif. Avant d'aller à la source, qui est un peu éloignée, elle défend à ses 5 enfants de toucher au sac. Mais le plus jeune, curieux, ouvre le sac et voit la tête de son père. Il avertit ses frères. La nouvelle fait le tour du village et pousse les habitants à s'enfuir. Seuls restent les enfants. Quand la mère revient de la source, elle s'étonne de voir le village vide. Ses enfants lui expliquent qu'ils sont partis après les avoir insultés pour leur méchanceté. Indignée, la femme veut venger ses enfants et poursuit les villageois. Elle finit par les retrouver et les dévore tous dans un carnage indescriptible. Le même épisode se répète plusieurs fois. Terrifiés par ces sanguinaires allers et retours, les enfants veulent se sauver. – « Ne bougez pas, dit la mère, ou je vous mange ». Les enfants l'implorent. – « Mais non, n'ayez pas peur », répond-elle. Personne ne parvient à la tuer et la rumeur se répand qu'elle est devenue une femme-jaguar. Les enfants creusent secrètement une fosse qu'ils recouvrent de feuillages. Un jour, leur mère annonce que leur tour est venu d'être mangés et les enfants s'enfuient. Elle se lance à leur poursuite et tombe dans le piège. Pendant ce temps, les enfants vont demander secours à Carancho (le héros culturel : un falconidé, prédateur et charognard) qui leur conseille de creuser un tronc d'arbre et de s'y cacher avec lui. Sortie de la fosse, la femme-jaguar retrouve leur trace près d'un arbre et tente de le déchiqueter avec ses griffes, mais celles-ci restent prises dans le bois qui fait prisonnière la femme-jaguar. Carancho n'a plus qu'à sortir et la tuer. On brûle son cadavre sur un bûcher. Quatre ou cinq jours plus tard, une plante pousse au milieu des cendres. C'est ainsi qu'apparaît le tabac.

Ce mythe met en évidence une femme cannibale. Elle a besoin d'aspirer l'énergie psychique de ses proies par l'oralité. Le fantasme de la dévoration par la mère est représenté. L'histoire permet d'emballer ce fantasme dans une action

« thérapeutique », à savoir emprisonner et brûler la source d'angoisse. Le tabac serait le résultat, la trace de cette transformation salutaire.

- Une autre variante du mythe (M24, Tereno, p. 108) :

Dans un village, il y a une femme qui est une sorcière. Elle a l'habitude de souiller de sang menstruel les plants de *caraguata*[125] qu'elle fait ensuite manger à son mari. Après en avoir été informé par son fils, l'homme annonce qu'il part chercher du miel dans la brousse. Utilisant le bruit de l'entrechoque de sandales en cuir, il découvre une ruche au bas d'un arbre et un serpent dans le voisinage. Ayant récolté le miel, il réserve le miel pur pour son fils et pour sa femme, il prépare une décoction à base de miel et d'un broyat d'embryons de serpent. Revenu à la maison, le mari présente cette mixture à son épouse. À peine la femme a-t-elle entamé sa portion qu'elle ressent des démangeaisons dans son corps. Tout en se grattant, elle prévient son mari qu'elle va le dévorer. L'homme s'enfuit. Il grimpe en haut d'un arbre où nichent des perroquets, mais où habite à proximité une ogresse. Il l'apaise en lui lançant l'un après l'autre les trois oisillons qui se trouvaient dans le nid. Pendant qu'elle court après l'un d'entre eux, son mari se sauve en direction d'une fosse qu'il avait lui-même creusée pour prendre le gibier au piège. Il l'évite, mais la femme y tombe et se tue. L'homme remplit de terre la fosse et la surveille. Après quelques jours, une végétation inconnue y pousse. Curieux, l'homme fait sécher ses feuilles au soleil ; la nuit venue, en grand secret, il les fume. Ses compagnons le surprennent et l'interrogent. Ainsi, les hommes entrent en possession du tabac.

---

125 *Bromelia balansae*, de la famille des broméliacées, ressemblant à la plante des ananas, elle donne des fruits orangés, de la taille d'un petit citron. Ce fruit aurait des vertus médicinales (respiratoires).
https://www.liebertpub.com/doi/10.1089/jmf.2009.0032 (consulté le 01/07/2019).

Dans cette version, la figure maternelle est associée à une dévoration et à la contamination du dedans et du dehors (sang menstruel). La dévoration de la mère concerne la descendance (oisillons). Le *pharmakon* constitué (mélange de miel (cru) et d'embryons de serpent (fécondité)) vient bouleverser l'ordre et précipiter l'histoire dans une thérapeutique d'enfouissement dans la terre et de transformation en une plante de tabac à fumer. Le poison de la sorcière bouleversait l'ordre, mais dans un sens négatif.

- M26 Bororo (p. 111-112) :

Rentrant de la chasse, comme à l'accoutumée, les hommes sifflent les femmes pour qu'elles viennent les aider à transporter le gibier. Une femme, nommée Aturuaroddo, prend le morceau de serpent boa que son mari avait tué. Le sang, s'écoulant de la chair, la pénètre et la féconde instantanément. Elle met au monde le « fils de sang ». Un jour, encore dans les jupes de sa mère, celui-ci lui propose de l'aider à cueillir des fruits sauvages. Sa mère accepte. Il se transforme en serpent et grimpe sur le premier arbre duquel il jette les fruits pour que sa mère les ramasse. Prise de panique, celle-ci essaie de fuir, mais le serpent la rattrape et rentre dans l'utérus maternel. La femme horrifiée en parle à ses frères aînés. Ceux-ci décident de se mettre en embuscade. S'approchant de l'arbre à fruits, le serpent sort de son abri utérin et y monte rapidement. Au moment où il essaie de rejoindre sa mère, les frères le tuent. On monte un bûcher et on brûle son cadavre et de ses cendres naît l'*urucu*, l'arbre à résine, le tabac, le maïs et le coton.

La contamination sexuelle est ici exprimée. Que faire de ce qui vient d'une autre catégorie (serpent/homme) sans son consentement ? C'est une fécondation contre nature qui effraie la mère. Le retour maternel (une régression) est sanctionné par le masculin (les frères aînés). Le tabac est le résultat de la transformation de ce dérèglement.

- M27 Bororo (p. 113) :

Alors que des pêcheurs font griller du poisson au bord de l'eau, l'un d'eux ouvre avec son couteau le ventre d'un *kuddugo* (poisson) et y découvre le tabac. Il cache sa trouvaille et profite de la nuit pour la fumer. Les arômes dégagés réveillent ses compagnons et le surprennent. Il accepte de partager le tabac. Mais ils prennent l'habitude d'avaler la fumée sans l'expulser. Un esprit surnaturel prenant les traits d'un vampire leur dit : « Il ne faut pas fumer ainsi. Faites d'abord "puff"... en disant : "Grand père, reçois la fumée et éloigne de moi le mal !" Sinon vous serez punis ; car ce tabac m'appartient. » Ils ne suivent pas ses recommandations et le matin suivant, ils deviennent aveugles, transformés en *ariranhas* (loutre).

Le tabac fait l'objet d'un interdit. On ne peut pas le fumer sans règles. Les dépasser, c'est être castré dans sa clairvoyance (aveuglement) et réduit à l'état sauvage. L'oralité ne peut pas que prendre (avaler). Elle doit être dans l'échange.

La comparaison entre les mythes M23-24 (Toba et Tereno) et M26 (Bororo) met bien en évidence les correspondances inversées dans lesquelles transparaissent des éléments classificatoires de notre connaissance du monde des choses (animaux, végétaux...). Elle montre également la structure familiale dans laquelle une dynamique construction/destruction se met en jeu dans l'émergence d'un sens qui dépasse l'archaïsme et l'injustice pour donner les bases d'une relation juste et transformée. Ces mythes font également transparaître des éléments plus « freudiens » et développementaux, à savoir l'oralité et la génitalité, qui représentent aussi un pouvoir destructeur ou protecteur. La plante de tabac serait la synthèse culturelle de tous ces enjeux. Dans le mythe M24, les menstruations, les mélanges ambigus (entre le dedans et le dehors), constituent des exemples anthropologiques de cette peur mobilisée autour des éléments non classifiés dans les représentations tribales (voir

M. Douglas, *De la souillure*). Le sang, élément interne par définition, ne peut se trouver à l'extérieur. Ces éléments ambigus peuvent servir dans des poisons ou sortilèges.

Dans le mythe M27 Bororo, l'univers est plus aquatique. Là aussi, l'oralité (par l'aspiration de la fumée) est soumise à une règle, celle de l'échange avec un Esprit grand-père. Si on garde la fumée pour soi, on est transformé en animal (stade plus primitif), telle est la leçon de cette histoire.

– M25 Cariri, p. 109, origine des cochons sauvages et du tabac :

Au temps où le démiurge Grand-Père vivait avec les hommes, ceux-ci lui demandèrent de goûter à du cochon sauvage qui n'avait pas encore été créé. Un jour où tous les Indiens étaient partis, le Grand-Père transforma tous les jeunes enfants restés au village en marcassins. Quand les parents furent de retour, le Grand-Père leur proposa d'aller chasser. Pendant qu'ils se préparaient, le Grand-Père en profita pour faire monter au ciel par l'intermédiaire d'un grand arbre les petits marcassins. Les voyant gambader dans le ciel, les Indiens y montèrent et les tuèrent. Furieux, le démiurge commanda aux fourmis d'abattre l'arbre. Les crapauds s'y opposèrent. C'est pour cela qu'ils ont la peau boursoufflée maintenant. Les fourmis ayant abattu l'arbre, les Indiens ne purent descendre et décidèrent de réaliser une corde en mettant bout à bout leurs ceintures. N'étant pas assez longue, ils tombèrent et se brisèrent les os. De retour au village, les Indiens festoyèrent avec la chair de leurs enfants changés en marcassins. Ils supplièrent le Grand-Père de revenir au village. Celui-ci refusa et leur donna le tabac pour le remplacer ; ils l'appellent Badzé.

Dans ce mythe, les enfants occupent un rôle central et sont l'enjeu d'un cannibalisme, symboliquement transformés en cochons sauvages. L'arbre constitue ici aussi un axe principal avec le ciel et l'au-delà, lieu des esprits. Le tabac est la trace de ce cannibalisme. Celui-ci est la conséquence d'un désir : « manger du cochon sauvage qui n'existe pas ».

Nous remarquons que dans ces différents mythes, le thème du relationnel avec les parents et les enfants constitue un maillon fort. Les enfants sont dans la lignée des Esprits et donc de l'Au-delà. Bien que les enfants représentent le renouveau d'une société, ils semblent être désignés comme les plus aptes à être en contact avec un monde auquel les adultes n'ont plus accès. Ils sont le maillon entre l'avenir et le passé. Ils peuvent être victimes d'un cannibalisme de la société ou de leur mère. Si cette dernière a un pouvoir de création (faire naître des enfants), elle présente un potentiel de destruction souvent mis en scène, d'une manière animale (femme-jaguar). La fécondation de la mère se réalise par le serpent (M24, M26), mais dans ces deux mythes, cela se termine mal puisque chez l'un, la femme devient « hystérique » et veut dévorer son mari et, dans l'autre cas, le fruit de la fécondation (fils-serpent) est tué.

L'analyse de ces différents mythes nous amène à proposer un schéma synthétique, à la suite :

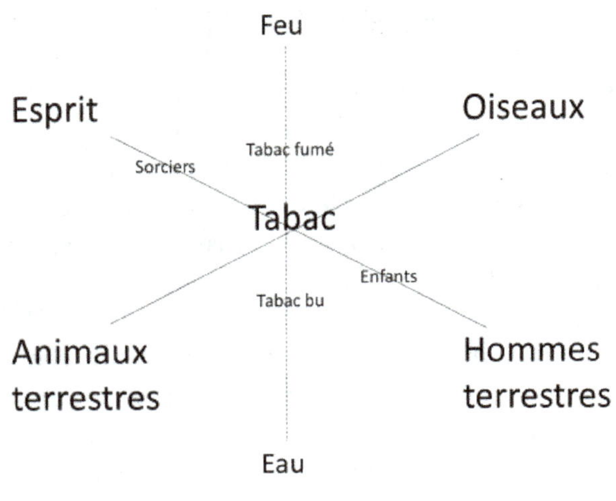

Le tabac bu (cendres d'agutti (M320)) est lié à l'axe eau-feu. Il modifie la conscience (transe). C'est la médiation des contradictions : l'eau annule la puissance du feu, mais la puissance du feu permet de faire naître une plante terrestre. C'est dans l'eau, par un poisson (M27), que naît le tabac fumé. L'eau a un pouvoir purgatif (M334).

Le tabac fumé (cendres de jaguar (féminin) ou poisson) est lié à l'axe aérien et au feu. L'arbre permet le lien entre la terre et le ciel. Cet arbre permet d'enterrer (M26) ou d'enfermer (M23) et de monter vers le ciel (M25).

Les notions d'Excrétion – *expulsion* et de Dévoration – *incorporation* nuancent les fonctions des personnages. Le dedans-dehors constitue une mobilisation de l'imaginaire. Les enfants constituent des éléments médiateurs (sorciers) bien que faisant l'objet de fantasmes de dévoration ou de rejet spécialement par les femmes (M23, M24, M327), mais aussi par les parents en général (M25, M26).

Ce schéma reproduit un carré logique avec les relations de contradiction (négation) entre les esprits et les hommes, entre les animaux terrestres (agutti, cochons sauvages, loutre, poissons) et les oiseaux (grue, oiseau-mouche, perroquet, djiadjia) et entre l'eau et le feu. Les relations de contrariété (opposition) sont occupées par l'esprit et les oiseaux partageant l'espace aérien et entre les animaux terrestres et les hommes occupant la terre et les eaux. Il nous manque les déixis (complémentarités) entre oiseaux et hommes terrestres et entre les esprits et les animaux terrestres. Ces différents mythes semblent nous dévoiler la richesse inconsciente mobilisée derrière l'objet « tabac ».

Ce détour mythologique nous amène à réfléchir à leur actualité dans le mode de fonctionnement de notre société actuelle. Qu'est-ce qu'un mythe ? C. Lévi-Strauss nous a démontré que ce n'étaient pas des « histoires à dormir debout » ou des fumisteries, mais bien une manière de s'approprier le monde dans une logique classificatoire et poétique. À l'ère d'une technologie scientifique, notre société est-elle immunisée contre une logique plus poétique ? Non. Les hommes dans leur costume-cravate aiment toujours qu'on leur raconte des histoires qui mobilisent les structures inconscientes de leur psychisme. Le monde publicitaire l'a bien compris et s'est associé au modèle capitaliste pour promouvoir la société consumériste. Le tabagisme comprimé dans son modèle « cigarette » fait partie de l'arsenal.

La recherche d'une solution magique, d'une pilule miracle, renvoie à la pensée magique dont certains fumeurs peuvent être animés. Comme quoi, malgré notre modernité, une pensée plus « primitive » revient à la surface, sans doute reflétant une dynamique inconsciente dont notre modernité ne fait pas l'impasse.

L'identification à un groupe, dans une société individualiste, reste une source mobilisatrice de changement de comportement. Les réseaux sociaux, supportés par Internet, en sont un exemple. « Être en lien » reste fondamental et souligne, encore une fois, la néoténie qui nous habite, cette immaturité qui trouve sa compensation dans le lien groupal.

Certaines expressions évoquent le caractère « autre » du tabac :

- « Passer à tabac, tabasser » : frapper, molester quelqu'un.
- « Il y aura du tabac », « coup de tabac » : connote le mauvais temps en mer.
- « Tomber dans le tabac » : tomber dans la misère.

Ces expressions révèlent un caractère négatif. Nous avons vu dans les précédents mythes que le tabac pouvait présenter une polarité selon son contexte ou modalité. Il se trouve aussi dans une zone d'ambiguïté : il est absorbé et rejeté au travers de la fumée, transformation d'une plante par l'action du feu. Il n'est pas frappé d'interdit ou de tabou comme d'autres éléments ambigus (le sang ou les sécrétions biologiques). Ces dernières sont plus connotées sexuellement. L'enjeu affectif est plus grand.

Chapitre V
Attachement et identité

« Tu ne fumes pas ; ben, t'as de la chance
C'est que la vie pour toi, c'est du velours
Le tabac, c'est le baume de la souffrance
Quand on fume, le fardeau est moins lourd […] »[126]

Être fumeur serait-il une identité ? Celle-ci s'articule autour de la notion de constance, de permanence dans le temps. On retient également la notion d'unité qui englobe la distinction, la différence par rapport à l'environnement ou les « autres » individus et enfin la notion de mêmeté, d'identique. L'altérité et l'identique cohabitent dans l'identité. Si le concept peut sembler homogène de l'extérieur, la psychanalyse nous rappelle que le Moi est divisé en différentes instances en relation dynamique. « Le désir n'est maintenu qu'au prix de l'identification au terme séparateur. Le lien avec l'objet du désir se maintient et coexiste grâce à la réunion par la personne interposée du rival. » (Green A., in *L'identité*[127], p. 93) L'Œdipe constitue la pierre angulaire de cette dynamique.

Certains fumeurs, à l'occasion d'une demande d'aide à un professionnel de la santé, posent la question : « Avez-vous été fumeur ? » Pourquoi le fumeur a-t-il besoin de s'assurer que

---

[126] *Du gris*, chanson de 1920, paroles de E. Dumont, musique de F. L. Benech, ayant eu pour interprète Berthe Sylva.

[127] Lévi-Strauss C. (séminaire dirigé par), *L'identité*, 6e éd., Paris, PUF, 2010 (1983).

l'autre connaisse ce qu'il ressent, ce qu'il vit précisément ? Est-ce qu'à un chirurgien, on demande s'il a été opéré ?

Le fumeur a l'habitude de fumer seul et d'en éprouver seul toute la satisfaction. Il peut certes échanger une cigarette avec un autre fumeur, dans une perspective de séduction ou de lien social. Mais le besoin de savoir si l'autre est le même (dans une relation d'aide) a du sens dans le cadre d'une lecture addictologique du geste fumant. Cela nous amène à la question : comment construisons-nous des liens ?

Lorsque le bébé humain naît, il se trouve dans une dépendance totale vis-à-vis de l'adulte et spécifiquement de sa mère. Notre survie vient de ce lien ontologique à l'autre. Ce jeune bébé ressent des choses positives et négatives dans son corps. Il est sous le diktat des besoins de son corps. Il ne peut y répondre à lui seul. Il exprime une demande d'aide dans son environnement. La mère ou son substitut décode ses appels et y répond. La mère pense qu'il a faim, elle lui donne à manger. Le bébé a froid, il crie, il n'aime pas cela, mais sa mère ne répond pas immédiatement. Il vit un déplaisir lié à l'absence de réponse. Que va-t-il faire ? Il va penser. Il va penser que sa mère pourrait revenir. Elle revient, elle ne revient pas ? À cette pensée imaginaire se superposent les expériences y compris sensorielles qui vont équilibrer ses pensées hallucinatoires de désirs. Il se rend compte que la mère n'est pas parfaite. *« Ainsi s'effectue le passage de la représentation du besoin satisfait à celle de l'objet propre à le satisfaire »* (Brusset, p. 165) [128] . Il y a à la fois un déplacement métonymique de l'objet (du lait au sein de la mère) et un déplacement métaphorique du but (de l'incorporation du lait à l'incorporation de la mère). De l'autre côté, la mère apprend à décoder les messages de son enfant, mais ce décodage s'appuie sur ses propres expériences antérieures et ses fantasmes. C'est là que se joue la question de *l'adéquation* entre la mère et l'enfant. Si l'enfant peut projeter dans la mère sa

[128] Brusset B., *Psychanalyse du lien*, Paris, PUF, 2007 (2005).

dynamique psychique, la mère peut en faire autant. C'est le risque de représailles face à un enfant qui n'est pas parfait au regard inadéquat de la mère. Devant ces éléments, le bébé peut trouver des ressources dans sa pensée (remémoration, fantasme, rêverie) et dans un auto-érotisme[129]. Il active la trace des soins de la mère sur son corps en l'agitant. De ces différentes expériences, le bébé se construit des relations avec des objets (qui résistent à sa volonté) qui s'internalisent. C'est tout le développement de la pensée de Mélanie Klein. À ces relations d'objet va s'attacher toute la machinerie pulsionnelle qui n'est que la traduction culturelle de nos besoins innés. L'humain est un être de désir, car il est limité par sa néoténie : nous gardons des éléments d'immaturité. Par exemple, l'agrippement. Si c'est un mécanisme inné et animal, il est inopérant chez nous, car le bébé ne peut pas s'accrocher physiquement à sa mère, car elle n'a plus de prise (la femme n'a plus de poils pour s'agripper, à la différence des singes). Il faut donc inhiber ce schéma automatique de l'agrippement au profit d'une pensée de l'agrippement, de la maîtrise de l'autre dont la pulsion d'emprise peut être l'expression. Nous sommes agrippés à notre agrippement. Dans cette lignée, Bruno Latour[130] nous apporte une lecture intéressante à propos du tabagisme. Une courte séquence type BD[131] présente un père en train de fumer paisiblement et sa fille le regardant, lui lance : « Qu'est-ce que tu fais ? » « Je fume », lui répond le père. La fille : « Ah, j'avais l'impression que c'était la cigarette qui te fumait, mais t'affole pas. » La vignette suivante représente le père affolé en train de découper sa cigarette.

Nous avons donc 4 séquences : une où le père fume paisiblement, une autre où sa fille l'interroge sur son action présente, une troisième où sa fille lui renvoie une perception

---

[129] Winnicott D. W., *Jeu et réalité : l'espace potentiel*, Paris, Gallimard, 1975.

[130] Latour B., « Factures/fractures : de la notion de réseau à celle d'attachement », in *Ce qui nous relie*, Paris, Éd. de l'Aube, 2000.

[131] Quino, *Le club de Mafalda*, Éd. Glénat, n° 10, 1986, p. 22.

inversée et enfin, la quatrième où le père réagit par une action de déconstruction de sa cigarette.

La forme passive de l'interrogation de la petite fille « le fumeur est fumé par sa cigarette » paraît absurde au premier abord, mais entraîne une réaction de conscientisation et d'émotion. Cela amène le fumeur à vouloir détruire l'objet de son addiction, dans la lignée de la traduction anglaise d'*addicted*, attaché avec passion. La petite fille induit une dialectique entre le maître et son instrument. Le fumeur sort d'une habitude monologique : il fume cigarette sur cigarette en se disant « Demain, j'arrête », en se persuadant qu'il a la maîtrise de son action sur un objet. La cigarette ne fume pas le fumeur, mais la cigarette fait fumer le fumeur. Elle induit une action.

Cette action[132] est mobilisée par une motivation, un désir « J'ai envie d'une cigarette » et une croyance, celle qui fait penser au fumeur qu'en la fumant, il va obtenir une satisfaction. Mais nous avons développé cette question dans un autre chapitre. Dans notre exemple, c'est cette même mobilisation qui fait croire au fumeur qu'en découpant la cigarette, il pense rompre le lien de dépendance qu'il a avec elle. Mais la liberté n'est pas synonyme de détachement. Le fumeur ne doit pas se détacher de la cigarette, mais il doit consentir à considérer les bons et les mauvais attachements et à les vivre.

Qu'est-ce qu'un attachement ?

L'attachement est une notion développée par Bowlby[133] dans les années 60. Les théories de l'attachement sont fondées sur l'observation de jeunes enfants et de mammifères supérieurs. Il en retire la conclusion suivante : l'attachement

---

132 Gnassounou B. (textes réunis par), *Philosophie de l'action*, Paris, Vrin, 2007.

133 Bowlby J., *Attachement et perte. Volume 1*, Paris, PUF, 1978.

est un besoin primaire fait de réactions innées établissant un lien affectif et électif avec un autre individu[134]. Cette conception est différente de celle de Freud qui considère la libido, moteur de l'économie psychique, comme l'aboutissement par étayage de la réponse de la mère face aux besoins primaires du nouveau-né, à savoir la faim, la soif Par un processus métaphorique et métonymique, l'enfant investit le sein puis la mère comme source de plaisir, mais aussi de frustrations. Le plaisir lié à la détente de cette tension apéritive serait le noyau représentatif de la pulsion. L'objet de la pulsion passerait ainsi de l'autoconservation (besoins fondamentaux liés à notre physiologie) à la reproduction via des objets d'amour et sa théorie du lien. La fonction de l'attachement est une fonction adaptative à la fois de protection et d'exploration. Le nouveau-né dispose d'un répertoire de comportements instinctifs tels que s'accrocher, sucer, pleurer, sourire qui vont pouvoir être utilisés au profit de l'attachement vis-à-vis des personnes s'occupant de lui. Après 7 mois, cette relation à une personne privilégiée, principalement la mère, devient franche et sélective. Bowlby parle alors de monotropisme, c'est-à-dire d'une seule et unique relation d'attachement, mais qui pourra s'étendre au cercle familial restreint (mère, père, fratrie). L'angoisse du huitième mois rend compte de cette exclusivité. Une fois que cette figure de sécurité sera intériorisée, l'enfant pourra continuer ses expériences exploratoires y compris sur le plan relationnel. L'attachement permet l'autonomie.

Dans la théorie de l'attachement, le besoin d'attachement est moteur et premier avant la sexualisation et la dynamique libidinale. Ce serait aussi par ce processus que l'identification pourrait prendre le pas suite à l'absence de l'objet. En imitant l'activité de l'objet d'attachement, l'individu donne vie à ce qui a été perdu. L'identification vient contenir le processus d'attachement.

---

134 Zazzo R. (sous la direction de), *L'Attachement* (texte de base en psychologie), 2e éd., Paris, 1991.

« Enfin, quand on perd ou doit perdre l'objet, on a tendance à revenir à ces schémas d'action, par une espèce de régression qui consiste à ne plus retenir de l'objet qui doit être radié que les actions qui en procédaient. »[135]

Cet attachement parental comme la relation sexuelle sont une prise de risque (Pharo[136], p. 165), car ils peuvent se solder par un échec : ne pas être accepté et ses conséquences (ne pas survivre, ne pas laisser une descendance). Aussi, la nature a doté ces comportements d'une récompense : le plaisir.

L'identification aux pairs (fumeurs : parents, fratrie ou amis) est un élément important comme facteur d'initiation tabagique. La gestuelle tabagique serait une manière de garder vivant l'attachement aux proches…

Mais si l'attachement semble un processus primaire et fondamental de notre relation interpersonnelle, qu'en est-il lorsqu'il est malmené ?

On distingue 4 types d'attachement :

- Attachement sécure, type B : L'expérience de l'absence/présence de la mère était adéquate, équilibrée. Il y a une confiance en l'autre.
- Attachement non sécure – évitant, type A : Il y a une anxiété, un doute quant à la capacité de sécurisation de la figure d'attachement. Le sujet développe une certaine indifférence à la présence/absence.
- Attachement non sécure – résistant, ambivalent, type C : Présence de la même anxiété et doute vis-à-vis de la figure d'attachement, mais manifestation importante lors de la séparation et une certaine indifférence lors des retrouvailles. L'ambivalence est saillante.
- Attachement non sécure – désorganisé, type D : Il y a le même sentiment d'insécurité vis-à-vis de la figure d'attachement, mais le comportement de réaction sera le

135 *Ibid.*, p. 178 (Duyckaerts F.).

136 Pharo P., *Le capitalisme addictif*, Paris, PUF, 2018.

contrôle et l'inversion des rôles durant l'enfance (enfant parentifié).

Des études [137] dans des populations générales et de différentes cultures mettent en évidence la répartition suivante en termes de styles d'attachement :

- type A : 20 %
- type B : 65 %
- type C : 15 %
- type D : 5-10 %

Chez les fumeurs, on observe une difficulté à demander de l'aide par rapport à leur addiction. Et quand ils en demandent, certains posent la question : « Avez-vous été fumeur ? » Cette question pourrait entrer en résonance avec leur difficulté de faire confiance à l'autre dans une relation d'aide : cela pourrait soulever des expériences antérieures où ils ont eu peut-être le sentiment d'avoir été lâchés, abandonnés par la personne dont ils espéraient une contenance sécurisée ? Cette question ouvre la voie à la notion de traumatisme.

Peu d'études ont été réalisées [138] sur le lien entre style d'attachement et le tabagisme. On retrouve quelques études qui semblent avoir trouvé un lien entre troubles de l'attachement (principalement anxieux) et le tabagisme sur une population de collégiens [139] ou d'étudiants

---

[137] Prior V., Glaser D., *Comprendre l'attachement et les troubles de l'attachement*, Bruxelles, De Boeck, Bruxelles, 2010 : chapitre 6.

[138] Recherche (Adult attachment style and substance use or smoking). Pubmed arrêtée au 01/07/2019 : 2 études sur le tabagisme et 12 études sur l'abus de substances.

[139] Kassel J. D., Wardle M., Roberts J. E., "Adult attachment security and college student substance use", in *Addict Behav*, 2007, 32, n° 6, p. 1164-76.

universitaires[140][141]. Certaines études[142][143][144][145] semblent faire le lien entre tabagisme élevé et psycho-traumatismes. Nous avons réalisé durant l'année 2017 un échantillonnage occasionnel au sein d'une consultation de médecine du travail et de tabacologie. Nous avons administré le questionnaire d'auto-évaluation Relationship Scale Questionnaire (Griffin et Bartholomew, 1994) en 30 items. Les réponses étaient réparties en 5 catégories (entre pas du tout et tout à fait). Nous avons récolté 80 questionnaires. L'âge moyen est de 39,6 ans (écart-type 12,8). 60 % d'hommes composent cet échantillon. On dénombre 62,5 % de fumeurs et 32,5 % de personnes tatouées, dont 61,5 % de fumeurs. L'analyse des données (t-test, Khi2, modèle de régression multivariée) ne met pas en évidence des différences significatives entre fumeur/non-fumeur, tatoué/non tatoué. La seule différence porte sur le sexe : les femmes ont un style d'attachement anxieux et moins sécure. Parmi les personnes présentant un score élevé au questionnaire (n = 18), 61 % sont fumeuses, mais préférentiellement des femmes, mais ce résultat est non significatif (test Khi2, p-value 0,89).

---

140 Habibi M. & coll., "Attachment style, perceived loneliness, and psychological well-being in smoking and non-smoking university students", in *J. Psychol.*, 2018, 152, n° 4, p. 226-236.

141 Wise M. H. & coll., "Tobacco use and attachment style in Appalachia", in *Issues Ment Health Nurse*, 2017, 38, n° 7, p. 562-569.

142 Errard-Dubois G., Jan N., « Fumeurs très dépendants et psycho-traumatismes : une étude en médecine générale et en tabacologie libérale », in *Courrier Addictions*, 2016, 18, n° 4.

143 Read J. P. & coll., "Transition and change: prospective affects of PTSD on smoking trajectories in the first year college", in *Health Psychol.*, 2013, 32, n° 7, p. 757-67.

144 Blalock J. A. & coll., "The relationship of childhood trauma to nicotine dependence in pregnant smokers", in *Psychol Addic Behav*, 2011, 25, n° 4, p. 652-63.

145 Feldner M. T. & coll., "Smoking, traumatic event exposure and post-traumatic stress : a critical review of the empirical literature", in *Clin Psychol Rev*, 2007, 27, n° 1, p. 14-45.

La question des troubles de l'attachement chez le fumeur ne semble pas totalement résolue.

Qu'est-ce que le lien ?

La notion d'attachement est basée sur une lecture comportementale et évolutionniste. Pour Bowlby, l'attachement est un comportement inné. Pour les psychanalystes freudiens, l'attachement s'inscrit dans un lien construit autour de la fonction nourricière que représente la mère ou son substitut. Le nouveau-né est soumis à différentes informations intérieures et extérieures dont la contenance et l'interprétation sont apportées par la mère ou son substitut. Le nouveau-né comprend que, sans sa mère, il n'est « rien ». Sa mère devient un pare-excitation. L'angoisse qui est ainsi scellée est le moteur du lien. Le lien que l'enfant nourrit avec sa mère est secondaire à cet état. Il y a étayage du lien sur le service que rend la mère à son enfant, spécialement dans la décharge pulsionnelle. La pulsion est la tension corporelle qui vise l'apaisement. L'objet n'est que le support de l'action spécifique qui permet de réduire cette tension. L'objet est le réceptacle de l'action de décharge du sujet, mais l'objet va également moduler le sujet. Il y a une interrelation. Ainsi, l'expérience du manque, de l'absence ou de la perte de cet objet va mobiliser une quête. Cette quête est un espoir de retrouver l'image qu'on s'est faite de l'objet.

> « L'auto-érotisme, considéré par Freud comme plaisir d'organe initialement sans objet, a un rôle de constitution de la dimension spécifiquement fantasmatique à partir de l'intériorisation d'objets, de l'intériorisation de la relation à l'objet, source de satisfaction qui a été perdue et ne peut être retrouvée que par l'activation de traces mnésiques dans la représentation hallucinatoire de la satisfaction du désir. » (Brusset[146], p. 58)

---

[146] Brusset B., *Psychanalyse du lien*, Paris, PUF, 2005.

Les zones érogènes sont ainsi constituées. La pulsion à l'œuvre dans la relation d'objet se distingue par sa poussée, sa source érogène, son but (décharge) et son objet (interne et externe). L'objet externe peut être le support du fantasme, celui de retrouver l'objet perdu et sa satisfaction. Le retour sur soi par le narcissisme est une tentative de se donner à soi ce que l'objet n'a pas pu nous donner. Il est le signe d'une déception de l'objet. L'agressivité en est un autre versant secondaire. L'expérience du comblement du besoin va conditionner la satisfaction du désir. La relation à la mère et ses ajustements vont permettre à l'enfant de réaliser un travail métonymique (passer du partiel au total) et métaphorique (d'un signifiant à un autre). La confiance dans un support fiable est essentielle.

> « La mère, même en deçà de sa constitution comme objet et comme représentation, agit par ses attitudes, sa présence, son image, les expériences qu'elle donne, par son investissement libidinal de l'enfant en tant qu'objet, donc par son désir et les fantasmes sexuels et agressifs qui organisent, consciemment et inconsciemment, sa relation à lui. » (Brusset, p. 271)

Qu'est-ce que l'angoisse ?

De nombreuses études[147] tendent à confirmer que le fumeur est plus anxieux et plus sujet aux dépressions. La réponse reste en suspens concernant le sens de ce lien : l'anxiété et la dépression favorisent le tabagisme ou le tabagisme facilite l'anxiété et la dépression ? On sait qu'arrêter de fumer diminue l'anxiété, mais favorise l'éclosion de dépression pour les plus fragiles.

L'angoisse est un état de tension corporelle et psychique vécu difficilement. Cette réaction s'appuie sur un modèle physiologique de défense par rapport à un danger perçu. Il y

---

[147] Mykletun A., Overland S., Aaro LE, Liabo HM, Stewart R., "Smoking in relation to anxiety and depression: evidence from a large population survey: the HUNT study", in *Eur Psychiatry*, 2008, 23, n° 2, p. 77-84.

a à la fois des notions de défense et de signal dans ce modèle. L'angoisse est un déclenchement inadéquat de ce modèle, vu de l'extérieur, car elle n'est pas liée à un danger précis et objectif, ce qui caractérise la peur. Est-ce que nos ancêtres préhistoriques étaient aussi anxieux, eux qui vivaient dans l'ignorance du monde, dans la menace de l'environnement animal ?… Ce qui pouvait les protéger, c'étaient les liens du groupe et la construction d'une narrativité sur le monde, principalement sur un mode mythique. La personne angoissée se sent seule face à un danger indicible, intérieur, non circonscrit.

Chez les philosophes[148], la notion d'angoisse a été traitée principalement par S. Kierkegaard (1813-1855) dans *Le concept de l'angoisse*, M. Heidegger (1889-1976) dans *Être et temps* et par J.-P. Sartre (1905-1980) dans *L'être et le néant* et *L'existentialisme est un humanisme*.

Pour Kierkegaard, il fait un lien entre l'angoisse et l'entrée dans la notion de péché originel. Le désir devient un savoir sous le coup d'un interdit qui plonge le sujet dans la question de la possibilité de la liberté, mais cette liberté implique une finitude, celle de la mort. Le christianisme en répandant le vêtement de la pudeur a suspendu l'érotisme dans une angoisse (la honte) de la différence sexuelle.

Pour Heidegger, l'angoisse viendrait d'une inauthenticité de l'être-là face à l'être-en-commun. Aucun être-au-monde n'est important. Cela amène à ce que le monde devient insignifiant. L'angoisse serait la peur d'être soi dans le monde-là. Il y a un sentiment d'étrangeté.

Pour Sartre, l'existence précède l'essence et cela implique la mise en projet de soi. Cela implique une liberté et une responsabilité qui peuvent induire une angoisse. La mauvaise foi est de se faire passer pour quelqu'un d'autre, une marionnette. Cette mauvaise foi permet de cacher cette angoisse.

---

148 Natanson J., « La peur et l'angoisse », in *Rev. Imaginaire & Inconscient*, 2008, 2, n° 22, p. 161-173.

> « L'homme, qui s'engage et qui se rend compte qu'il est non seulement celui qu'il choisit d'être, mais encore un législateur choisissant en même temps que soi l'humanité entière, ne saurait échapper au sentiment de sa totale et profonde responsabilité. » (*L'existentialisme est un humanisme*, p. 33)

La liberté implique de se confronter au rien, au néant du fait que nous devons exister plutôt qu'être.

> « Je suis seul et nu comme la veille devant la tentation et, après avoir édifié patiemment des barrages et des murs, après m'être enfermé dans le cercle magique d'une résolution, je m'aperçois avec angoisse que rien ne m'empêche de jouer. Et l'angoisse, c'est moi, puisque par le seul fait de me porter à l'existence comme conscience d'être, je me fais n'être pas ce passé de bonnes résolutions que je suis. » (*L'être et le néant*, p. 68)

Pour Lacan, l'angoisse est un affect qui saisit le sujet quand il est confronté au désir de l'Autre. C'est la quête d'un objet perdu, manquant, inimaginable : objet perdu parce que vacillant comme la présence de la mère ou le phallus, manquant parce que le manque délimite la présence, lui donne une contenance, et inimaginable parce que non symbolisable. L'angoisse se trouve entre le désir et la jouissance, mais toute proche du désir dont elle partage l'objet, petit a, cause du désir.

Elle est encadrée dans l'image spéculaire avec l'Autre. Si cela déborde, cela crée un double désarrimé, une inquiétante étrangeté, qui nous renvoie à la singularité du réel. Le manque est un appui, il est représenté par l'autre. Si l'autre n'encadre pas, par sa représentation, le manque, il y a un absolu de présence qui oppresse. Combler le manque, c'est angoissant.

> « Que l'angoisse n'est pas le signal d'un manque, mais de quelque chose qu'il faut concevoir à un niveau redoublé d'être le défaut de l'appui que donne le

> manque. »[149] « L'angoisse est toujours ce qui nous laisse dépendant de l'Autre, sans aucun mot, hors symbolisation. »[150]

Pour Freud, tantôt l'angoisse était la conséquence d'un excès d'excitation sans liaison possible à une représentation psychique par défaut de refoulement, tantôt l'angoisse était la conséquence d'un processus de défense du Moi qui consiste dans le refoulement de la motion pulsionnelle. Il y aurait une angoisse originaire liée au sentiment de détresse du nourrisson séparé de sa mère. Il y aurait une angoisse-affect en lien avec la dynamique de la castration œdipienne et la structuration de la sexualité. Dans l'un et l'autre cas, il s'agit de la perte d'un objet investi (la mère ou le phallus).

> « C'est la perturbation économique consécutive à l'accroissement des quantités d'excitation qui exigent d'être liquidées ; ce facteur est donc le véritable noyau du "danger". Dans l'un et l'autre cas, la réaction d'angoisse apparaît ; elle s'avère encore appropriée chez le nourrisson, en ce que la décharge orientée vers les muscles de la respiration et de la phonation sert maintenant à appeler la mère, de même que jadis, elle avait servi à déclencher l'activité des poumons et, par là, à éliminer les excitations intérieures. »[151]

Pour Freud, la dynamique ventilatoire va canaliser l'angoisse par la demande d'aide, le contenant maternel. Mais cette mère doit être adéquate dans sa réponse, pas dans l'excès. Comme nous dit Lacan, le comblement absolu du manque maintient aussi l'angoisse.

Le tabagisme par la gestuelle ventilatoire vient donner une maîtrise sur ce qui est fondamental à un être vivant et spécifiquement humain : la respiration ventilatoire. Mais nous mobilisons un volume que nous ne voyons pas, mais que nous ressentons. En fumant, nous donnons une visibilité à cet air

---

149 Lacan J., *Le séminaire livre X : L'angoisse*, Paris, Seuil, 2004, p. 66.

150 Chemama R., *Dictionnaire de la psychanalyse*, Paris, Larousse, 1993, p. 14.

151 Freud S., *Inhibition, symptôme et angoisse*, 9e éd., Paris, PUF, 1990, p. 62.

que nous inhalons et que nous exhalons dans une rythmique nécessaire à notre respiration, mais une rythmique contrôlée par la nécessité de fumer. Mais si l'angoisse implique le support de l'Autre, que peut faire l'autre avec notre ventilation ? Si l'angoisse peut prendre une composante sexuelle dans la notion de castration symbolique, est-ce que la sexualité prendrait place dans cette mécanique fondamentale et vitale qu'est la respiration ventilatoire ? Y aurait-il une érotisation de la ventilation ? La pulsion de fumer prendrait-elle place dans la pulsion de ventiler ? Le mouvement ventilatoire est le premier geste nécessaire à l'humain pour entrer dans la vie. Certains[152] évoquent que notre naissance serait la première des angoisses. Mais pourquoi le futur fumeur réinvestit-il cette motricité ventilatoire ? Maintiendrait-il une dynamique du déplaisir pour avoir le plaisir de demander de l'aide, mais une demande étouffée par la fumée ? Il répond lui-même à sa demande. Il maîtrise l'angoisse, mais sans reconnaître ce qu'elle sous-tend, qui devient source de mobilisation addictive, infinie. Il est sous l'emprise du désir que Lacan relie à l'angoisse :

> « La distance, la non-coïncidence de ce manque avec la fonction du désir en acte, structuré par le fantasme et par la vacillation du sujet dans son rapport à l'objet partiel, c'est là ce qui crée l'angoisse, et l'angoisse est seule à viser la vérité de ce manque. »[153]

Si l'angoisse fonctionne sur le modèle de la défense au danger (extérieur), il faut bien remarquer qu'elle en décline la partie peu fonctionnelle, à savoir une sidération, une paralysie. Où est la fuite tant attendue, celle qui sauve ? Le refoulement serait une sorte d'échappatoire intérieure ? Mais celui-ci n'est pas entièrement efficace. Il reste des symptômes, dont la compulsion de répétition est un des éléments. Comme évoqué dans un autre chapitre, l'action ventilatoire peut avoir un effet annulant la pensée. À tout le moins, elle permet de donner au

---

[152] Karl Abraham.

[153] Lacan J., *op. cit.*, p. 266.

fumeur l'illusion qu'il n'est pas sans rien faire, il n'est pas passif devant son angoisse. Et de surcroît, il peut le faire sans l'intervention de l'autre.

Pour Mélanie Klein, l'angoisse s'articule autour de la dynamique de la pulsion de mort et de vie, dans la structuration de la sexualité. L'agressivité mobilisée (contre « le nourricier ») fait craindre (fantasmes) un retour sous forme de représailles amenant un sentiment de culpabilité. Ces angoisses peuvent tantôt être dépressives, tantôt schizoparanoïdes. En fonction de la libido investie dans les relations, cette agressivité et les fantasmes liés vont s'amender.

> « Le Moi a tendance à se défendre de ces affects dépressifs trop pénibles à l'aide de défenses maniaques, à travers l'identification avec des objets idéalisés-indemnes, et mélancoliques, par l'identification avec les aspects morts-détruits des objets. »[154]

Le fumeur, comme évoqué plus haut, est sujet à l'anxiété et à la dépression. En considérant les apports de Mélanie Klein, on peut se demander si la cigarette ne représente pas un objet extérieur, idéal pour « faire passer ses nerfs » d'affects dépressifs intérieurs. La cigarette est « une bonne amie », « un doudou », mais qui fait payer son attachement par un risque de santé non négligeable même si le « il faut bien mourir de quelque chose » adoucit la dissonance. Une fois que le fumeur est privé de sa cigarette, le sentiment d'abandon peut revenir et ne lui faire voir que les éléments négatifs. On peut également souligner à ce propos que les fumeurs sont plus sujets à avoir un déficit d'estime de soi, spécialement dans une situation de précarité. Le manque de reconnaissance sociétale vient amplifier le phénomène. La « volonté » d'arrêter est une sorte de faculté que le fumeur doit posséder dans une logique de tout ou rien. « Je n'ai pas de volonté » est une sorte de soumission.

---

154 De Mijolla A. (sous la direction), *Dictionnaire international de la psychanalyse*, Paris, Hachette Littératures, 2005, p. 107.

Objet transitionnel/sensationnel

Freud avait déjà évoqué dans le jeu de la bobine « Fort-Da » le processus métaphorique à l'œuvre chez le jeune enfant pour transformer le sentiment d'une séparation passive de l'objet aimé à la manipulation active du langage pour signifier cette absence. Winnicott[155] développera la notion d'objet transitionnel. Il est un objet calmant, situé entre la vie intérieure du sujet et la réalité extérieure, entre l'érotisme oral et la relation objectale vraie, entre l'enfant et la mère. L'objet transitionnel ne remplace pas la mère, il n'est pas son substitut. L'enfant lâche l'omnipotence sur la mère pour la déplacer sur cet objet qui a une vertu transformationnelle. De la situation de subir l'absence de sa mère, il passe à une action sur cet objet. Il y a là un pouvoir créatif tout en sachant que sa mère est suffisamment bonne et en l'intégrant psychiquement. L'objet transitionnel permet le deuil et la symbolisation. Il a un statut temporaire.

> « Il serait intéressant de vérifier si, dans les cas de choix d'objets durs, l'insécurité de l'enfant n'est pas très massive, ce qui mobilise une forme d'accrochage qui donne le sentiment que l'enfant est *addicted* [...] » et d'ajouter : « Il semble bien qu'à la sensation dure qu'on puisse s'accrocher, alors que dans le moelleux, le souple insaisissable, on accepte de se perdre, de lâcher le contrôle comme le fait le bébé qui s'endort au sein et perd la capacité de délimiter ce qui est de lui et de l'autre. » (Boubli[156], p. 110)

L'objet passe de son statut transitionnel à un statut sensationnel. La sensation est liée à une angoisse d'abandon, de perte. L'angoisse reste le souvenir du lien perdu à la mère d'où la construction d'une jouissance potentielle.

En choisissant la cigarette, le fumeur s'oriente vers un objet « dur » dans la mesure où la fumée est naturellement

155 Winnicott D.W., *Jeu et réalité : l'espace potentiel*, Paris, Gallimard, 1975.

156 Bouchet-Kervella D. & coll. (sous la direction de), *Le fétichisme, études psychanalytiques*, Paris, PUF, 2012.

répulsive pour notre organisme. La fumée est un signal de danger, de suffocation par les différents composés chimiques nocifs qui la structurent. C'est une opération d'après-coup qui va la requalifier comme bonne, apaisante pour le fumeur. Les premières cigarettes font tousser. La cigarette est aussi « molle » dans la mesure où la chaleur de la fumée peut apporter le souvenir du réconfort.

L'objet *fétiche* permettrait de garder l'hallucination d'un phallus maternel. Cette hallucination supporte la jouissance. Il y a idéalisation d'un objet partiel en contrepartie d'un refoulement qui s'apparente à un clivage, déviant la castration symbolique.

L'objet de *consolation* remplacerait la mère. Ce n'est pas un objet créé. Il n'est pas chargé libidinalement. Il a la fonction d'apporter un sentiment de totalité pour compenser une angoisse de morcellement. Ces objets de consolation n'ont pas le même investissement que l'objet transitionnel qui est bien souvent unique. L'enfant s'accroche à cet objet, car il est mobilisé par une angoisse forte. Il n'a pas intégré une mère suffisamment bonne. Il est dans une situation d'insécurité.

La cigarette pourrait occuper une fonction d'objet de consolation. Chaque cigarette est indifférente aux autres cigarettes. Elle n'est qu'un support à la consommation qui est variable selon le contexte psycho-émotionnel. La cigarette rassure. Elle est empruntée à l'industrie cigarettière sans aucune créativité, si ce n'est le choix de marque qui est bien souvent téléguidé par le marketing. Le fumeur ne désire pas sa cigarette, mais croit dans l'effet qu'elle lui procure. La cigarette serait un faux doudou.

Clivages

Si le processus de défense du Moi le plus connu est le refoulement et ses adjuvants (déplacement, sublimation, isolation…), il ne faut pas oublier (dénier ?) le processus de clivage. Il vise à protéger le moi des incursions d'éléments extérieurs ou intérieurs. Le Moi a une fonction synthétique, mais celle-ci a des limites d'adaptation. Dans ce travail de rangement et de catégorisation, le clivage permet de colmater des brèches dans la toile de la perception de notre intégrité. Le clivage met en place une seconde censure entre le préconscient et le conscient. Le refoulement est une censure entre le ça et le moi visant à couper l'affect de sa représentation, sous l'influence du Surmoi. Dans le clivage, cette représentation (symbolique) n'a pas eu lieu. On passe dans le « Je ne veux pas savoir » du déni alors que le refoulement fonctionnera autour de la dénégation « Je nie ». Pour G. Bayle[157], il distingue trois types de clivage :

- Le clivage *potentiel* : Il fait référence à la métaphore de Freud concernant le cristal fêlé. Le trait de fracture suit des lignes de fragilité préexistantes. Ce sont les traces laissées par des traumas antérieurs qui ont pu être surmontés.
- Le clivage *fonctionnel* : Il est à l'œuvre dans le cadre de blessures narcissiques. Le refoulement a été en partie opérant amenant un déplacement de l'affect (inversé) vers l'Idéal du Moi. L'objet prothétique, par exemple, l'addiction (Bayle, p. 159), peut servir de contre-investissement temporaire. Il y a des altérations du pare-excitation : le corps ne parvient pas à gérer les excitations et spécialement dans sa connexion avec la conscience. La fonction anesthésiante de la dépendance y trouve tout son intérêt.
- Le clivage *structurel* est lié à des carences narcissiques amenant des mécanismes de forclusion transmis d'une génération à l'autre face à des traumatismes trop importants ayant entraîné une occultation complète, une sidération de l'appareil psychique. Il y a des abolitions symboliques. On retrouvera ce type de clivage chez les psychotiques et les pervers. Chez le psychotique, il y a un isolement du Moi par clivage du Soi. Pour le pervers, il y

---

[157] Bayle G., *Clivages : Moi et défenses*, Paris, PUF, 2012.

a un clivage du Moi dont les deux parties sont déniées l'une par rapport à l'autre par l'intermédiaire du fétiche qui sera représenté par le tiers (la victime).

Pourquoi parler de clivage chez le fumeur ? Force est de constater que la conscience du fumeur est prise entre, d'une part, l'information « Fumer tue » et, d'autre part, les vertus apaisantes qu'il donne à la cigarette à l'image d'un doudou. Notre cheminement théorique nous amène à la conclusion que la cigarette n'est pas un doudou, un objet transitionnel. Il n'apaise pas de manière stable et durable. L'angoisse de la suivante se profile de manière répétée, voire compulsive. Le fumeur investit un objet inanimé (un morceau de papier, un végétal séché) qui, par ailleurs, est qualifié de toxique, qui dégage une odeur piquante, persistante, mais qui apporte la sensation du *throat hit*[158] au niveau de la trachée et des bronches. Cette description suffit à relativiser la portée d'un objet qualifié de doudou. L'accrochage et l'idéalisation, relatifs certes, mais néanmoins persistants, nous amènent à penser la question de ce clivage, spécialement fonctionnel. « Je n'ai que cela dans la vie » suffit à démontrer la logique d'entonnoir : le fumeur ramasse dans sa cigarette tous ses désirs, besoins, attentes… Certains professionnels de la santé mentale se laissent aller à ce discours et y consentent. Pourquoi retirer cette cigarette aux fumeurs, alors qu'ils se sentent bien comme cela ? Ils seront peut-être soignés de leur maladie mentale, mais décéderont d'une maladie du tabac. Sans tomber dans un hygiénisme médical, soigner ces patients n'implique pas de dénier la question du tabagisme.

L'idéalisation de la cigarette passe par une disqualification des moyens d'aide au sevrage : les fumeurs seront très

---

[158] *Throat hit* : sensation piquante et chaude au niveau du pharynx, de la trachée, obtenue par le taux élevé de nicotine et la présence de menthol.

sensibles aux données relatives aux effets secondaires des médicaments du sevrage, mais pour la cigarette, comme par hasard, il n'y a pas d'effets secondaires négatifs.

O. Lesourne[159] établit une modélisation qualitative et quantitative dans la réalité déniée du clivage : le fétichiste dénie la réalité de la castration pour lui permettre la jouissance ; le psychotique dénie la réalité pour diminuer sa souffrance. Dans les deux cas, il s'agit de maintenir le principe de satisfaction à flot malgré les fuites. Le fumeur se trouverait entre la gestion de son plaisir et de sa souffrance, mais à un degré de clivage mineur. O. Lesourne voit dans le tabagisme la fonction du fétiche et une tentative de trouver un objet transitionnel.

Selon les développements antérieurs, il nous semble que la cigarette occupe la place de l'objet sensationnel. Il n'est pas un fétiche ni un objet transitionnel, mais il se nourrit des deux. Il est un objet qui vient colmater des blessures qui n'ont pu être symbolisées dans une certaine transitionnalité. Nous avons toujours été interpellés par cette difficulté qu'a le fumeur de mettre des mots sur sa cigarette et plus simplement sur le goût qu'elle peut lui procurer. Le geste machinal du fumage réduit son action à un silence. Serait-ce le silence de la mère ou son substitut ?

> « Selon moi, l'éprouvé de douleur remonte à un en deçà de la constitution du moi et de l'objet d'amour. La douleur psychique correspond à l'investissement "nostalgique" d'un objet de besoin absent, mais innommable parce qu'il n'est pas encore constitué comme perdu et, de ce fait, devient le trou hémorragique à travers lequel se vide la libido. » (Geberovich[160], p. 248)

Le fumeur n'est pas à ce stade hémorragique. Sa libido peut par ailleurs bien se « comporter », mais l'agrippement à un

---

[159] Lesourne O., *Le grand fumeur et sa passion*, Paris, PUF, 1984.

[160] Geberovich F., *No satisfaction : psychanalyse du toxicomane*, Paris, Albin Michel, 2003.

objet nostalgique nous ramène à la question de la déception dont les fumeurs peuvent être porteurs.

Identité – identification

Être fumeur. Est-ce une identité ? Est-ce que le fait de fumer synthétise ce que nous sommes ? Est-ce une identité originelle ou acquise ? Naît-on fumeur ?

Il y a dans ces différentes questions un feuilleté ontologique que les philosophes ont exploré. Ils distinguent un noyau substantiel, une essence à la fois de forme et de matière. Cette essence est accompagnée d'attributs fixes ou accidentels. C'est la voie des étants : je suis comme ceci, je suis comme cela. Ce sont des états du « Je ». Husserl, à distance d'une vision atomiste, distingue l'ego qui est la synthèse transcendée des vécus, un Moi qui dépasse l'instant présent du « Je », qui est la personnification de la conscience. Cette conscience s'exprime dans l'intentionnalité : j'ai conscience de quelque chose. Il y a une direction à la conscience. Le moi concret ou monade, l'unité fonctionnelle de l'ego, vit : il est en mouvement dans le temps, il a une histoire, il est devenir. La personne est le support des habitus, les acquis de sa propre histoire.

> « Elle est alors conçue comme le produit d'une individuation de soi, comme la sanction d'une acquisition de propriétés égoïstes permanentes qui font l'identité du sujet. » (Tinland[161], p. 97)

Le fumeur peut avoir un caractère, une vision du monde sans que la cigarette en fasse partie. Elle l'accompagne, mais est-ce qu'elle le définit dans sa pensée de soi et des autres ? Elle le suit dans le silence des volutes de fumée. Mais il y a eu un avant et un après sa découverte. « Si je n'avais pas commencé à fumer », lancent certains fumeurs comme pour se dédouaner d'une responsabilité de rupture. Une fatalité. Si l'essence concerne la forme et la matière, le fumage en est sa

[161] Tinland O. (sous la direction de), *L'individu*, Paris, Vrin, 2008.

perpétuelle destruction. Pour fumer, je dois détruire l'objet cigarette. Cette incorporation passe par une transformation, voire une transmutation, car la forme ne fait pas que changer. C'est une partie de la cigarette (la fumée) qui devient la totalité de son envie et qui permet la traversée des contradictions.

> « Dans cet effort pour renoncer au dîner, le tabac me fut d'une grande utilité, et, pour la première fois de ma vie, je me réconciliai avec lui sur le plan théorique aussi. Le fumeur sait jeûner mieux que les autres. Une bonne cigarette endort n'importe quel appétit. C'est précisément au tabac que je crois devoir d'avoir pu réduire mon poids à quatre-vingts kilos nets. Quelle grande quiétude que de fumer dès lors par mesure d'hygiène ! On fume un peu plus, un peu plus, la conscience parfaitement tranquille. Au fond, la santé est un état vraiment miraculeux. » (Svevo[162], p. 73)

La passion du fumeur est connue. Il qualifie volontiers sa cigarette d'amie, de compagne, de doudou.

Lorsque l'enfant naît, il sort d'un milieu autosuffisant et symbiotique. Son immaturité le rend dépendant de sa mère. Un lien naît. L'enfant va éprouver des émotions, des sensations qui vont être intégrées par le Moi, cette organisation unifiant le sentiment d'existence et le biologique. Ce Moi embryonnaire doit satisfaire aux exigences de son corps et au principe de plaisir ou à l'évitement du déplaisir. Le nourrissage (par le sein, si c'est le cas) va être l'occasion de réaliser une opération de métonymie entre la partie et son tout. Le sein va représenter la mère. Ce sein ne se laisse pas faire aux diktats de sa volonté. Une ambivalence à propos de cet objet-mère se dessine. L'identification primaire vient de cette incorporation expérimentée par l'oralité du nourrissage. La motivation de retrouver le sein constitue la trame du désir : retrouver un objet satisfaisant, mais perdu. Compte tenu de sa dépendance à l'autre, l'enfant va investir son propre Moi

---

162 Svevo I. (trad. Férault D.), *Dernières cigarettes, du plaisir et du vice de fumer*, Paris, Payot, 2017.

par sa libido. C'est le narcissisme primaire qui se construit sur le refoulement de la libido des différents objets aimés, mais abandonnés. Ce narcissisme est idéalisé. Il vient tamponner la réalité de la perte des objets. En investissant son Moi, l'enfant maintient une certaine libido nécessaire à sa survie plutôt que de la perdre chaque fois dans la séparation d'objets. Il ne le fait pas sans un espoir et une confiance dans ce que l'autre pourra lui apporter. La relation à l'autre reste investie[163]. La déception peut venir écorner le tout. Les motions négatives (haine) veulent trouver un exutoire. L'auto-érotisme primaire peut servir de base pour le masochisme primaire[164] qui permet la jouissance sadique, mobilisée dans la frustration. La déception est passive pour celui qui la subit. Une manière de récupérer du contrôle et donc de la satisfaction, c'est d'agir en attaquant ce qui nous fait mal. Et dans cette logique, pourquoi ne pas nous attaquer nous-mêmes ?

> « La déception primaire serait, comme le soutient Stärcke, l'expérience du sevrage, qui serait une *Urkastration*, une castration primaire, engendrant une soif inextinguible de vengeance par morsure (des seins de la mère ou de son pénis fantasmatique). » (Florence[165], p. 152)

Est-ce que le fumeur serait en proie à cette dynamique, lui qui s'acharne sur un morceau de végétal qualifié de toxique dont il tire une satisfaction ?

---

163 Ce qui n'est pas le cas chez le mélancolique : chez lui, il s'aime lui, mais de manière clivée et ce qu'il reproche à l'autre, il se le reproche à lui. Il y a une hémorragie du moi qui s'entre-tue.

164 La pulsion de mort, liée à la libido, est dirigée sur le sujet lui-même. C'est par identification avec l'objet souffrant que l'on jouit soi-même dans le sadisme (Freud).

165 Florence J., *L'identification dans la théorie freudienne*, 3e éd., Bruxelles, Éd. Facultés universitaires St Louis, 2005.

L'idéal du Moi, dans son versant totémique[166], contribue à faire cheminer le sujet. Cet idéal sera utile pour nier la mort, spécialement pour le fumeur. La cigarette est bien souvent parée de nombreux attributs positifs : calmant, antistress, favorisant les contacts, stimulant la réflexion. Certains vont jusqu'à évoquer que la cigarette permet d'avoir des conversations plus riches avec les fumeurs qu'avec les non-fumeurs. La cigarette aurait ce pouvoir de délier les langues ? La cigarette est, intrinsèquement, idéalisée sur un plan inconscient. Le fumeur peut reconnaître la nocivité de la cigarette et continuer à fumer tout en épiant tous les effets secondaires des aides médicamenteuses au sevrage. Il sera plus énergique à pointer ces effets que ceux générés par la consommation de cigarette. Deux poids, deux mesures.

> « Plus l'objet se voit attribuer des qualités supérieures, plus le moi, corrélativement, se trouve petit, humble, insignifiant. Cet effacement du moi, qui limite de plus en plus son narcissisme et le transfère sur l'objet de sa passion, s'accompagne d'une extinction parallèle et graduelle des fonctions habituellement décernées au moi : la critique, la conscience morale, la juste appréciation de la réalité. L'amoureux est littéralement hypnotisé par l'objet. Cette situation peut se résumer en cette formule : l'objet a pris la place de l'idéal du moi. Ce transfert d'idéal, c'est, précisément, l'idéalisation de l'objet. » (Florence, p. 197)

Cette relation hypnotique ne dure pas indéfiniment. L'ambivalence va cheminer et faire progresser le fumeur vers un stade d'action (selon Prochaska-Diclemente). C'est à cette occasion que l'objet tant aimé va faire l'objet de dégoût, comme pour neutraliser une possible nostalgie.

---

166 Selon Freud (*Totem et tabou*), l'identification totémique permet par la commémoration du père-mort, de substituer la relation ambivalente au père avec l'accomplissement paradoxal du désir de le supprimer par une mise en scène idéalisée dont la religion sera porteuse.

Compulsion de répétition

La répétition n'est pas l'exclusive du comportement tabagique qui additionne cigarette sur cigarette dans une circularité infernale accompagnée du « Demain, j'arrête ». On en retrouve dans le rêve, les habitudes, le symptôme, bref toutes les manifestations qui suivent une circularité de pensées et d'actes. Le geste tabagique se caractérise par une circularité pulsionnelle : il y a une force venant du corps et de l'esprit qui pousse le fumeur à vouloir une cigarette pour se sentir mieux ou pour ne pas se sentir mal, dans un état sans cigarette, appelé sevrage. Mais cette poussée, une fois rassasiée par l'ingurgitation fumeuse, réapparaît dans un laps de temps variable. Et cette envie de cigarette peut même apparaître dans la plénitude d'une fin de repas ou d'une relation sexuelle. Si le principe de plaisir est à l'œuvre, il a une durée d'action courte, instable et paradoxale au regard du risque de santé couru. Mais à quoi bon, pour vivre heureux, vivons dangereusement ! Si une pulsion est à l'œuvre, elle n'est pas régulée par la satisfaction. Celle-ci n'a pas une fonction calmante durable. Cette fragilité serait-elle la désintrication de la pulsion de vie et de mort ? En tout cas, la compulsion de fumer ne semble pas répondre à une obsession ou à un tic.

L'obsession est cette irruption intempestive de pensées absurdes dans le psychisme du sujet qui essaie de s'en débarrasser au prix de rituels peu efficaces. Elle s'inscrit dans la névrose obsessionnelle. Il s'agit d'un retour du refoulé, sous forme réactionnelle, d'une dynamique anale en conflit entre le moi et le surmoi. Le fumeur n'est pas plus sujet à ces obsessions de pensée. Si le caractère anal des cendres et du « Je suis fumeur… et je vous emmerde[167] » peuvent être présents, ils ne rendent pas compte de ce type de névrose.

---

[167] O'Patch J., *Je suis fumeur… et je vous emmerde*, Éditions de l'Hèbe, 2007.

Les tics sont des mouvements anormaux, brusques. Ils seraient la manifestation d'une hystérie du moi, sous forme de décharges non élaborées d'éléments du stade sadique anal[168]. Cette brusquerie ne correspond pas à la gestuelle tabagique.

Si la répétition concerne aussi le jeu, la gestuelle tabagique ne semble pas avoir ce pouvoir de résolution, de transitionnalité qu'on retrouve dans le jeu. Si la répétition peut concerner l'essai de métabolisation d'un traumatisme, il semble que l'indigestion en soit la métaphore. Il reste un bézoard [169] dans l'estomac du psychisme. Pour autant, le fumeur ne souffre pas de réminiscences qui l'angoissent, du moins consciemment pour un bon nombre d'entre eux. Néanmoins, la tentative de maîtriser l'angoisse par la gestuelle tabagique trouve des arguments, développés dans un autre chapitre.

---

168 De Mijolla A., *Dictionnaire international de la psychanalyse*, Éd. Hachette, 2005, p. 1807.

169 Bézoard = amas de débris étrangers résidant dans l'estomac.

Chapitre VI
Le corps ventilé

Le corps[170]

Depuis les stoïciens en passant par Platon et enfin Descartes, le corps s'est vu relégué à une seconde place face à l'esprit, tremplin de l'âme. Le corps serait porteur d'une identité substantielle conférée par l'âme. Cette subordination permet l'avènement d'un transhumanisme où le corps ne serait qu'une machine réparable au gré de la volonté et des désirs de l'âme. Pour Spinoza (in *Éthique*), corps et âme sont une seule et même entité. Quand l'un n'existe plus, l'autre non plus.

Ces éléments nous invitent à penser le corps comme une chose, « une baraque, une prison », mais aussi comme coexistant avec l'âme, rendant compte d'« être un corps ».

La chose

Le corps n'est pas une chose inerte bien que répondant aux lois universelles des objets, mais à ceci près qu'il est animé du vivant. Sa mobilisation dans le temps lui fait porter des conquêtes y compris contre la décrépitude et même sa finitude. « Avoir un corps » donne à son propriétaire l'illusion de la possession, car si l'âme possède le corps, elle n'en reste pas moins sujette à ses limites et à ses règles. Une dialectique doit donc s'installer entre le maître et l'esclave, dialogue dont les soubresauts animés nous livrent une clinique psychosomatique variée qui peut tourner à la lutte à mort. Le

170 Lévine E. et Touboul P., *Le corps*, Paris, GF Flammarion, 2002.

lien avec notre corps passe par les sens. Ils nous donnent une réalité du corps dont l'esprit en fera une synthèse, une totalité qui, dans la logique de l'imaginaire, produira du désir dans le labyrinthe du plaisir et de la souffrance. Cette chose s'embellit sous le regard de soi et de l'autre.

Être son corps

Le regard que nous portons sur notre corps est-il vrai ? N'avons-nous pas des a priori, des formatages venant de l'extérieur, de cette extériorité de soi qui appelle la présence de l'autre ? Car ce corps, d'où vient-il ? Être son corps implique une acceptation, un don. Ce corps m'a été donné par une filiation biologique mais aussi par une filiation sociologique. Le regard que je porte est le résultat de l'histoire et des autres, regroupés en *habitus*, perpétuant une vision du monde, des choses et des gens. J'existe mon corps. Il exprime aux autres quelque chose de moi, mais sous le regard formaté et formatant de l'autre. C'est ce même canal de communication qui donnera à l'éducation, et par la punition du corps, l'accès au formatage de mon esprit. Mis en prison suite aux décisions de l'âme, le corps devient la prison de l'âme (Michel Foucault, *Surveiller et punir*). Entraver le corps, c'est entraver la liberté de l'esprit pour le contraindre à suivre le bon chemin.

La course technologique dans laquelle notre société capitaliste et postmoderne s'est engouffrée affecte la question du corps. Dopée par les illusions du marketing et de la consommation, l'âme s'hypertrophie dans un modèle narcissique. Le mythe de la plénitude et de l'autosuffisance a remplacé les avertissements des mythes anciens. De la sacralisation du corps, on est passé à un objet dont la beauté devient une valeur d'échange. De l'érotisme du corps libidinal, on est passé à une pornographie d'un acte sexuel. Le corps devient un objet soumis à la tyrannie d'une âme désirante à outrance. Il n'y a plus de dialogue, mais un monologue narcissique.

Le corps est passé par un mouvement de désacralisation-resacralisation où le paradigme sacré est passé de l'Être (Dieu, dépositaire de l'être dans la nature) à l'Avoir (le modèle technologique du capitalisme et du libéralisme). Le corps est le lieu de la performance et de l'efficacité, le travail devenant le moyen rentable pour accumuler des richesses donnant l'illusion de gagner du temps libre en se rendant esclave dans une servitude volontaire (La Boétie).

L'addiction du corps à des produits ou des gestes ne traduit que le rapport de notre âme au monde actuel : nous consommons nos individualités au profit d'une structure monétaire. La mise en scène du cow-boy de Marlboro dans les plaines sauvages de l'Ouest américain ou les langoureuses volutes de fumée d'actrices américaines nous donne l'illusion d'une liberté du corps par l'acquisition d'un objet industrialisé dont l'évanescence nous rappelle sa perpétuelle consommation. Car ces belles affiches cachent les conséquences sur le corps de la consommation de cigarettes : cancer, infarctus, impuissance... De la lune de miel d'une union profitable à la cigarette, sous la tacite approbation des États, on est passé à une cigarette, fléau de la Santé publique. Les images de corps morts ou rongés par un cancer font la surface dominante des paquets de cigarettes pour dégoûter les fumeurs ou les jeunes candidats. Ce dégoût n'est-il pas un moyen de perpétuer un ordre social où l'hygiénisme médical devient un contrôle sur les corps ? Notre corps ne nous appartiendrait pas totalement. La responsabilité de son entretien efficace est la norme, spécialement dans une société où la santé est un coût qu'il faut maîtriser. Les différentes formes d'interdiction de fumer deviennent les nouvelles soumissions du corps à l'altérité des non-fumeurs qui refusent d'être envahis par la fumée des fumeurs, aidés par les études scientifiques. Une évidence.

La moralisation du corps dans sa recherche des plaisirs est un héritage de l'Antiquité qui considérait l'excès, la démesure, mais aussi la passivité comme des éléments immoraux[171]. La chrétienté en a amplifié la dimension masochiste par un excès de contrôle et de souffrance, cette dernière ayant une fonction rédemptrice. Le corps meurtri par la fumée sous le prétexte d'un plaisir ou, au moins, d'une détente, est une immoralité aux yeux d'une rationalisation des soins : le budget ne souffre d'aucun excès.

Le corps psychique

Mélanie Klein[172] nous a proposé une lecture où le corps de l'autre, celui de la mère, est d'abord nourricier, mais une nourrice qui ne se laisse pas soumettre à notre volonté. L'autre est autre. La frustration qui s'en dégage nous amène à répliquer par une attaque[173] contre ce bout de corps nourricier qu'est le sein (position schizoparanoïde). Cette riposte inscrit la réactivité de l'autre et d'une mise à distance. L'autre est le médiateur de notre survie.

> « Cette différenciation a lieu quand le nouveau-né découvre qu'il ne suffit pas d'ouvrir la bouche pour boire, qu'il doit attendre que la nourriture lui soit apportée, qu'il n'est donc pas maître de ses sensations. Le temps et la distance s'interposent entre lui et le soulagement de ses tensions. D'où attente, retard et frustration. L'enfant ressent que le sein n'est pas à lui, mais que, au bout d'un certain temps et aussi pour une durée limitée, il sera à lui. » (Bernard M., p. 57)

---

171 Foucault M., *Histoire de la sexualité II : l'usage des plaisirs*, Paris, Gallimard, 1984.

172 Psychanalyse des enfants.

173 Selon M. Klein, le fantasme originaire porterait dans la destruction du ventre maternel et le pénis fondateur qui le contient. Pourquoi cette hargne destructrice dans notre émergence dans le monde des hommes ? Serait-ce une violence fondamentale (Bergeret) ? Cette violence destructrice originelle se retrouve dans le film *Prometheus* de Ridley Scott (2011).

L'acclimatation à ces va-et-vient d'absence, portée par la contenance de l'amour et de l'attachement, va permettre au jeune enfant d'intégrer une vision globale du corps de l'autre. Pour Merleau-Ponty (*Phénoménologie de la perception*[174]), le corps est dans le monde, il est en perpétuel dialogue, il est le pivot du monde, une interface. C'est au travers de soins portés à l'enfant que ce dernier va se constituer une image de lui, par l'autre. Les sensations éparses se regroupent sous le regard de soi dans l'autre, miroir de notre âme.

> « Pour qu'il réussisse à unifier son Moi dans l'espace, il lui faut donc à la fois reconnaître que son image spéculaire n'a que l'apparence de la réalité qu'il perçoit dans son propre corps et que néanmoins cette apparence a une réalité qu'il ne peut percevoir par ses propres sens. » (M. Bernard[175], p. 40)

Freud, quant à lui, verra dans le jeu de la bobine (Fort-Da) le paradigme de cette entrée dans le champ du langage. Le jeu du passif-actif permet de démontrer que l'humain ne reçoit pas passivement des informations sensorielles et qu'il agit de manière automatique. Il prend des initiatives d'explorer le monde et ses lois, mais en se donnant un plaisir à le maîtriser, voire une jouissance.

Jacques Lacan va reprendre ce pivot spéculaire du monde comme l'ancrage de l'humain dans le symbolique et le langage, au travers du Stade du Miroir.

Pour F. Dolto[176], l'image du corps (IC) se trouve entre le corps et l'esprit. Cette image est forgée par l'histoire des sensations, les expériences du corps. Il est la mobilisation d'un schéma corporel (SC) qui a ses propres singularités (le corps tel quel). L'image du corps n'est pas le schéma corporel. Avant le stade du miroir, l'enfant se réfère à son image corporelle, comme une image d'harmoniques sensitives, sous l'attraction conformiste du visage nourricier, dans une dyade co-

---

174 Merleau-Ponty M., *Phénoménologie de la perception*, Paris, Gallimard, 2004.
175 Bernard M., *Le corps*, Paris, Seuil, 1995.
176 Dolto F., *L'image inconsciente du corps*, Paris, Seuil, 1984.

narcissique. L'avènement du stade du miroir, c'est le clivage du corps et du psychisme, introduisant l'image spéculaire et l'avènement du « Je ». L'image du corps (IC) est refoulée, devenant inconsciente. L'image spéculaire ne renvoie qu'un seul reflet et dépasse le sensitif de soi alors que l'image du corps était la somme des expériences du corps, l'image du corps reste attachée à l'authenticité singulière du sujet. Elle est dirigée vers l'autre. Entre l'image du corps et l'image spéculaire, il y a un espace de la représentativité où le langage pourra apparaître.

> « L'IC, c'est le corps en tant qu'il se dégage de lui-même dans l'expressivité du symbole qui s'en constitue. Sur fond du corps tel qu'il est (du corps réel), ce que F. Dolto appelle schéma corporel, ne cesse de se dégager un autre corps, corps fictif celui-là, corps de pure fiction, mais corps de relation, celui dont l'infans fait usage de communication. » (Guillerault[177], p. 192)

Cette image se forme au gré des castrations[178] (orale, anale, génitale et œdipienne) construisant un corps du désir, celui qui est adressé à l'autre, au travers du langage.

> « Le narcissisme fondamental du sujet (qui permet au corps de vivre) est enraciné dans les premières relations répétitives qui accompagnent à la fois la respiration, la satisfaction des besoins nutritifs et la satisfaction des désirs partiels, olfactifs, auditifs, visuels, tactiles, qui illustrent, pourrait-on dire, la communication du psychisme à psychisme du sujet-bébé avec le sujet-sa-mère. » (Dolto, chapitre 2, *Le cas d'Agnès*)

Dans cette lignée, on peut émettre l'hypothèse que le fumeur pourrait avoir « un autre corps », celui qui fume, qui sent mauvais, qui a les dents et les doigts jaunis, qui prend des

---

177 Guillerault G., *Le corps psychique : essai sur l'image du corps selon Françoise Dolto*, Éd. Universitaires Bégédis, 1989.

178 Interdiction à la satisfaction immédiate. Ce décalage est symboligène pour autant que le jeune sujet ait l'intime conviction que cette castration est partagée avec les autres adultes.

risques pour la santé, tout en ayant un corps dont il prend soin par le sport, l'esthétique (dont celle de fumer), les soins, et ceci, dans une certaine indifférence, comme si les deux images du corps cohabitaient sans se connaître. C'est sur ce corps meurtri que se vivrait la libidinalisation du fumeur, où plaisir et déplaisir évolueraient dans une danse macabre, en toute solitude.

> « Il arrive à un enfant qu'à défaut de jouir de son désir parce que cela lui est impossible, quelles qu'en soient les raisons, le plus souvent par absence de l'objet de ce désir attendu, le sujet met son image du corps en tension et cette tension justifie son désir qu'il ne satisfait pas, mais cette image de tension peut devenir substitut de l'image de l'objet désiré, et cette image se met à fonctionner sur elle-même, un peu comme un disque qui tournerait sur le même sillon. » (Guillerault, p. 200)

Bien que cette dynamique puisse évoluer vers la psychose, nous pouvons nous demander dans quelle mesure la compulsion addictive ne rend-elle pas compte de ce mécanisme où le manque de l'autre (et son désir) est remplacé par une substance ou un objet inerte amenant des comportements stéréotypés de reconsommation sans que la satiété ne soit atteinte. La tension générée lui rappelle l'image de l'objet désiré : on s'imagine être manquant de produit ou de comportement, mais est-ce que cela renvoie à une réalité ? Le manque physique ne cache-t-il pas un autre manque, un désir inavouable, mais dont la tension appétitive se marque dans le corps « toxifié » de l'addiction ? C'est à partir de ce corps que le fumeur manque de mots pour le « présentifier » à sa conscience et à celle de l'autre.

Dans *Le Moi-peau*[179], Didier Anzieu introduit l'idée que notre conscience de soi passe par la peau, enveloppe contenante, de nos contenus de pensée. Elle serait une représentation primaire et métaphorique du Moi, basée sur la

---

179 Anzieu D., *Le Moi-peau*, 2e éd., Paris, Dunod, 2006.

sensorialité tactile. Ce Moi-peau aurait différentes fonctions : la contenance, la limite du dehors et du dedans, une barrière contre les stimuli extérieurs, un moyen de communication et d'échange avec l'extérieur et les traces que cela laisse. De la matrice utérine au peau-à-peau, le nouveau-né expérimenterait l'enveloppement de la mère, dans la lignée des notions de *handling* et *holding* de Winnicott. Ce portage par la mère ou son substitut constitue les bases de la construction de l'enveloppe psychique. Cette enveloppe présente deux couches : la couche externe est un écran de pare-excitation des stimulations extérieures et la couche interne a une fonction réceptrice des signaux et leurs traces intérieures, sous forme d'une pellicule et d'une interface. Ce Moi-peau serait la condition nécessaire pour un double passage du narcissisme et masochisme primaire au narcissisme et masochisme secondaire. En griffant, en mordant la peau, le masochiste met en scène le fantasme originaire d'une union symbiotique à la mère par la peau (L*a Vénus à la fourrure*[180] de Sacher-Masoch) et de la défusion par la rupture violente. Ces éléments sont à réfléchir dans le cadre du tatouage.

Chez l'hystérique, la peau a été hyper stimulée (séduction traumatique) sans être accompagnée d'une communication adéquate. À l'âge adulte, cette trace va se manifester par une séduction du corps où elle se donne à voir, mais sans qu'on y touche. Elle attire son partenaire pour obtenir de lui la communication psychique qui lui a fait défaut. Ce dernier n'a pas cette communication qu'elle attend et donc, cela crée la déception, la crise, laissant le partenaire à sa frustration sexuelle.

---

[180] La fourrure rappelle le contact doux, chaud et odorant des contacts avec la mère, ramené ici à un des plaisirs annexes de la jouissance génitale. Mais une fourrure est dépiautée. La jouissance opère un complexe virage pour obtenir du plaisir dans le fantasme de jouir de sa mère dans la punition.

Si la fonction contenante du Moi-peau est déficitaire, cela entraîne deux formes d'angoisse : d'une part, l'angoisse d'une excitation pulsionnelle diffuse, signe d'une enveloppe de souffrance, « je souffre donc je suis »[181], d'une angoisse psychique comme chez l'hystérique, d'autre part, l'angoisse de vidage par les trous de l'enveloppe, entraînant une hémorragie narcissique. Cette enveloppe peut être aplatie et ne plus permettre au sujet une capacité de penser, de fantasmer son corps et ses états d'âme. C'est la clinique psychosomatique.

> « C'est donc une enveloppe unique, à structure feuilletée, à configuration de sac, à l'intérieur de laquelle la vie psychique se ramène essentiellement à de nombreux cas psychosomatiques, et où les échanges avec autrui se réduisent à des communications sans émotion et sans imagination. » (Anzieu, p. 266)

Ce serait la résultante d'une relation à une mère indifférente, ne permettant pas la différenciation des états émotionnels. Celle-ci serait elle-même dans une situation de dépression ou de conflits, créant une indisponibilité pour son enfant.

Chez le fumeur, ce rapport au corps est singulier : il mobilise une mécanique gestuelle qui tombe sous le coup de l'habitude et du besoin de cigarette. Le plaisir est effacé au profit du déplaisir du manque mobilisant sa consommation. La fumée devient « une bulle où je me retrouve ». Elle est une seconde peau qui protège, mais dans l'agression, dans le piquant de la fumée. Il y a chez le fumeur à la fois un corps attaqué par la fumée, mais aussi un corps esthétisé dans la

[181] Face à la douleur physique, le nouveau-né cherche une contenance par l'agrippement à la mère et ses soins. Il cherche le pare-excitation dont la mère est le support qu'il essaie d'introjecter. Si ces éléments sont déficitaires, la souffrance ressentie devient le souvenir d'un manque, mais actualisé par une sensation rappelant la fonction de peau contenante non exercée par la mère.

peur de grossir. Le Moi-peau du fumeur est ambivalent et aminci.

Dans son livre *Le corps d'abord*[182], Christophe Dejours nous propose une lecture originale : du corps biologique, inné naîtrait le corps érotique, subversion libidinale des fonctions biologiques. Cette subversion n'est possible que par la capacité des parents de « jouer » avec le corps de l'enfant, explorer la créativité dans un cadre adéquat et constructif. Si cette adéquation venait à manquer, cela créerait une possible interruption dans l'évolution libidinale avec exclusion de la fonction hors de l'ordre érotique, signe de l'échec de la subversion libidinale de la fonction biologique (sur le principe de l'étayage pulsionnel évoqué par Freud).

> « La décompensation surviendrait lorsque, dans la dynamique intersubjective, l'autre viendrait demander au sujet quelque chose qui l'obligerait à mobiliser la fonction proscrite. En résulterait chez le sujet [...] l'activation d'une violence compulsive réactionnelle [...] vectorisée contre l'objet fauteur de troubles, mais qui, barrée par l'inhibition, déclencherait la décompensation. » (Dejours, p. 30)

Dans cette perspective, Dejours nous propose une lecture topique de l'Inconscience, préconscience et de la conscience, en introduisant le concept de *clivage* et d'inconscient *amential.* Il part de la construction topique freudienne où le préconscient – conscient, en contact avec la réalité, est séparé par une première censure de l'inconscient, lié au corps. Cette censure constitue la base du refoulement. La seconde apparaît entre le conscient et le préconscient, permettant plus une sélection qu'une déformation des poussées inconscientes potentiellement perturbatrices. Donc, entre l'inconscient et le préconscient s'opèrent le refoulement et ses retours du refoulé superficiel (lapsus...). Dans l'inconscient, il y aurait un

182 Dejours C., *Le corps d'abord*, Paris, Payot-Rivages, 2003.

refoulé originaire, profond. L'autre partie du refoulement, et de l'inconscient, serait constituée par les effets éducatifs des parents.

> « Lorsque, en réponse à la séduction exercée par l'adulte sur le corps de l'enfant, l'activité de pensée de ce dernier déclenche la violence de l'adulte, la pensée de l'enfant s'arrête. Faute de pensée, il ne peut avoir de refoulement originaire. » (Dejours, p. 85)

C'est dans ce cadre que, à côté de l'inconscient refoulé, il y aurait un inconscient *amential*, fait d'un refoulé non pensé. Cela crée le noyau de l'agir compulsif. L'importance de cette partie *amentiale* va déterminer la psychopathologie du sujet. Cette partie va se manifester dans la conscience par une pensée logique, opératoire, apprise, mais qui ne présente pas le degré de créativité de la déclinaison métonymique ou métaphorique du langage.

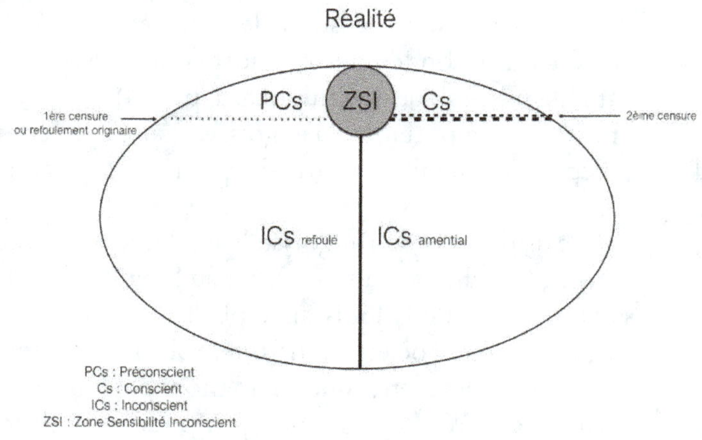

C'est ce type de pensée qui est une digue à la poussée de cet inconscient. Au plus cet inconscient *amential* sera important, plus on passera de la névrose vers la non-névrose.

La réalité de la rencontre à l'autre prendra appui sur le point de jonction entre la dynamique de la topique du refoulé (préconscient-inconscient) et celle de l'*amential* (conscience-inconscience non refoulée), appelée zone de sensibilité de l'inconscient (voir schéma ci-dessus[183]). Lorsque ce point est particulièrement stimulé par la perception, cela peut créer un passage à l'acte qui peut prendre un caractère violent ou délirant.

Notre société nous vend un corps libéré. Libéré de ses contraintes d'espace (la locomotion de plus en plus rapide et bientôt interplanétaire), de ses contraintes de temps (nous recherchons une immortalité ou un « jeunisme » cosmétique), de ses contraintes de sexe (la chirurgie vient régler la question de la transsexualité), de ses contraintes de l'autre (labilité des liens), mais où le sujet n'a jamais été autant soumis à lui-même. Son désir est de sa responsabilité et ne pas aller au bout de soi-même relève de l'insoumission néolibérale.

> « Le corps "libéré", c'est un corps où la loi et l'interdit, qui venaient jadis censurer le sexe et le corps de l'extérieur, se sont en quelque sorte intériorisés comme variable narcissique. » (Baudrillard, p. 174)

La présence importante d'angoisses sous le couvert d'anxio-dépression serait la soumission de nos corps au désir de la mère.

> « Il ne s'agit plus de l'angoisse liée à l'interdit œdipien, mais de celle liée au fait de n'être, au "sein" même de la satisfaction et de la jouissance phallique multipliée, au "sein" de cette société gratifiante, tolérante, lénifiante, permissive, de n'être que la marionnette vivante du désir de la mère. Angoisse plus profonde que celle de la frustration génitale, puisqu'elle est celle de l'abolition du symbolique et de l'échange, celle de la position incestueuse où le manque même du sujet vient à

183 Dejours C., *op. cit.*, p. 91.

> manquer – angoisse qui se traduit aujourd'hui partout dans la phobie et l'obsession de la manipulation. » (Baudrillard, p. 175)

Le membre fantôme

Lorsqu'une partie du corps est amputée (spécialement les membres), les malades ressentent des sensations variables, « comme si leur membre était toujours présent ». Si l'hypothèse d'excitations nerveuses résiduelles venant du moignon a prévalu dans les explications neurologiques, elle ne couvrait pas l'ensemble des observations, comme celles des sensations « fantomatiques » pouvant survenir aussi dans des lésions cérébrales centrales. Ainsi a été proposée la notion de schéma corporel qui était la synthèse d'un schéma moteur et somesthésique. Celui-ci, intégré à la conscience du sujet, amènerait la notion d'image posturale, constante, mais plastique [184]. Cette notion vient introduire l'idée que perception et action fonctionnent dans une synergie.

Des recherches neuro-psychanalytiques tendent à démontrer que le modèle du membre fantôme serait le paradigme de la pensée inconsciente au travers du modèle des copies d'efférence. Notre système sensori-moteur est ainsi fait que l'intention d'une action est « imaginée » par l'aire motrice supplémentaire et est programmée par l'aire prémotrice pour ensuite aboutir à l'action motrice. Un feed-back sensitif vient rendre compte de l'efficacité du mouvement. Pour rendre ces actions fluides et rapides, notre cerveau anticipe ce retour sensitif. Cette anticipation est annulée par le retour sensitif réel. Lorsque ce retour n'est plus assuré, l'aire motrice supplémentaire est activée et, en lien avec d'autres structures nerveuses, va amener une imagerie mentale.

> « On peut reformuler l'hypothèse ainsi : la représentation serait l'activation causée par ce qui de l'imagerie motrice anticipée n'a pas été épuisé par le

184 Bernard M., *op. cit.*, chapitre 2.

retour sensoriel, par ce qui, de l'énergie investie dans l'intention, n'a pu être amorti par l'exécution. Les copies d'efférence, qui sont indicatives de l'intention d'action, permettent justement l'atténuation préemptive du retour sensoriel ou proprioceptif. »[185]

Dans la suite de cette hypothèse, on pourrait penser que le fumeur, par la gestuelle répétitive, viendrait annuler la pensée en saturant le retour sensitif. On peut retrouver ce phénomène dans la satiation phonatoire : en répétant un mot, par exemple, *kayak*, très rapidement, son sens va s'estomper dans l'esprit du locuteur. Ce modèle de l'inhibition se retrouve d'une certaine manière chez Leroi-Gourhan (*Le geste et la parole*) dans la fonction frontale nécessaire à l'avènement de la technique chez les premiers hommes.

> « On ne peut dénier chez les Anthropiens les plus primitifs la possibilité d'un certain développement des territoires préfrontaux, car l'apparition de l'outillage et le développement des chaînes opératoires ne peuvent être conçus à partir des seuls dispositifs moteur et prémoteur. » (Leroi-Gourhan, Livre 1, p. 186)

Pour résumer, il y aurait un schéma corporel neurologique, l'homunculus de notre cortex cérébral ; un schéma corporel qui serait le résultat de l'expérience y compris inhibitrice, constituant notre « logiciel » de base et enfin, une image du corps, résultante de l'interaction langagière et ses quiproquos.

La ventilation[186]

> « Ma mère m'a enlevé, tout d'une pièce avec mon berceau et ma couverture, du dos de Masenimka, et m'a mis sur le bras droit de ma marraine. Masenimka, qui me tenait ainsi devant le Soleil, a soufflé une prière silencieuse sur la pincée de farine dans sa main droite.

---

185 Bazan A., *Des fantômes dans la voix : une hypothèse neuropsychanalytique sur la structure de l'inconscient*, Montréal, Liber, 2007, p. 126.

186 Brognon P., « Introduction à une anthropologie du fumant », in *Courrier des addictions*, 2015, 17, n° 2, p. 23-25.

À l'aurore, elle a découvert mon visage, selon le rite, avec la main gauche, elle a frotté mes lèvres de farine de maïs sacrée et a lancé le reste au soleil levant ; avec sa bouche, elle a aspiré la farine de mes lèvres et l'a soufflée quatre fois vers l'Est. Puis elle a pris les épis des mains de ma mère et les a tendus vers l'Est, avec un geste arrondi de droite à gauche, pour les ramener quatre fois tout près de ma poitrine. De nouveau, Masenimka m'a souhaité longue vie dans sa prière et elle a crié au soleil tous les noms que j'avais reçus, afin qu'il les entende et sache me reconnaître. »[187]

Si le corps est mouvement, la ventilation en constitue le paradigme fondateur. Sans respiration, pas de vie. Le premier mouvement ample qu'exécute le nouveau-né porte sur la mobilisation de la cage thoracique. Elle commence par une expulsion du liquide amniotique et ensuite une inspiration de l'air. Les premiers cris apparaissent. Ceux-là mêmes qui signalent à l'environnement la fragilité, l'immaturité dans lesquelles l'homme apparaît. Un appel. Sans soins de ses semblables, il meurt dans les heures qui suivent l'enfantement. L'altérité se pose comme un fondement de notre survie : sans l'autre, nous ne vivons pas. Le lien devient puissant. Et c'est avec celui-ci que l'homme tissera sa liberté. Pour Didier Anzieu, dans son concept de Moi-peau, la ventilation serait le lieu de l'échange du vide et du plein au travers d'un seul orifice, échangé avec le tube digestif. Retenir l'air sous toutes ses formes (asthme…) serait une manière de garder une haine contre une mère déprimée, incapable de contenir les désirs et angoisses de son enfant. Il y aurait une introjection respiratoire de mauvais objets internes.

« L'insuffisance de l'investissement libidinal et narcissique du nouveau-né par la mère, quand il se traduit par un évitement des contacts physiques, le prédispose aux troubles respiratoires, le système

[187] Talayesva D. C., *Soleil hopi*, Paris, Plon, 1982, p. 28.

respiratoire n'ayant pas été suffisamment stimulé à la naissance et au cours des premières semaines, par des excitations de la peau du bébé. » (Anzieu, p. 145)

Le *throat hit*[188][189] du fumeur est une manière pour celui-ci de donner une « vivance » au vide de l'air, une sensation qui flirte avec la douleur. La chaleur brûlante de la cigarette, et pour certains, additionnée de menthol, est une caresse douloureuse, à l'intérieur du corps. Par ailleurs, la mobilisation musculaire de la ventilation est une manière de canaliser l'excitation intérieure quand elle n'est pas de l'angoisse… sans passer par la communication avec l'autre, en restant tout seul dans son coin. Cela peut être le signe d'une déficience de support maternel comme évoqué antérieurement.

Nous faisons un petit détour physiologique : notre respiration repose sur un système de ventilation double-flux à piston, générant des pressions positives pour l'expiration et des pressions négatives pour l'inspiration. Ces mouvements sont générés par des muscles striés, enveloppant la cage thoracique. Nous distinguerons :

- Le diaphragme, muscle plat situé entre le bas de la cage thoracique et de l'abdomen, s'insérant sur les côtes et sur la colonne vertébrale, son activité est inspiratoire ;
- Les muscles intercostaux internes (fibres musculaires verticales – *expiratoires*) et externes (fibres musculaires obliques, de haut en bas et en avant, *inspiratoires*) ;
- Les muscles obliques, grands droits et transverses (abdominaux) pour l'expiration forcée ;
- Les muscles scalènes et sterno-cléido-mastoïdiens, pour la partie supérieure, insérés sur les vertèbres cervicales, venant comme muscles inspiratoires accessoires.

---

188 C'est l'effet de piquant, de picotement au fond de la gorge ou au niveau de la trachée qui est recherché par certains fumeurs.

189 Etter J. F., "Throat hit in users of the electronic cigarette", in *Psychol Addict Behav*, 2016, 30, n° 1, p. 93-100.

Ces différents muscles sont innervés par les nerfs phréniques (moteurs et sensitifs) gauche et droit pour le diaphragme et par les nerfs intercostaux (T6 – T12). Ces différents nerfs sont soumis à un système autonome assumant la ventilation de base et un système volitionnel (parler, chanter…) et non volitionnel lié à l'état émotionnel.

Le système autonome est localisé au niveau du tronc cérébral et spécialement au niveau du complexe pré-Bötzinger (préBötC), à l'émergence du nerf XII, pour la partie inspiratoire et au niveau des noyaux ventraux pour la partie expiratoire, les deux étant couplés par l'intermédiaire de neurones pacemakers. Le contrôle suprapontique se fait au niveau du cortex sensori-moteur primaire pour la partie non volitionnelle, par l'intermédiaire du système limbique pour les émotions, et l'aire motrice supplémentaire pour la partie volitionnelle (parler…). Le cortex reçoit des informations sensitives via l'hypothalamus, l'amygdale, mais également du cortex insulaire par les nerfs phréniques et intercostaux. Il envoie des informations motrices via les motoneurones par les mêmes nerfs. L'aire corticale prémotrice coordonne les mouvements moteurs ventilatoires et initie l'inspiration. L'aire motrice supplémentaire programme la séquence ventilatoire qui est appliquée par l'aire prémotrice. Lors d'une dyspnée continue, l'aire motrice supplémentaire est activée et l'attention vigilante est réduite, évitant à la personne de s'épuiser à penser à respirer. Si la ventilation est inefficace soudainement, il y a une émergence cognitive de la dyspnée « Je suffoque ». L'aire motrice supplémentaire [190] pourrait fonctionner sur le mode des copies d'efférence. Le principe neurologique consiste à ce que le système nerveux attende les réponses motrices avant que la séquence ne soit réalisée et adaptée par les feed-back sensoriels. Cela permet de gagner du temps en programmation motrice plutôt que de réajuster

[190] Haggard P., Whitford B., "Supplementary motor area provides an efferent signal for sensory suppression", in *Brain Res Cogn Brain Res*, 2004, 19, n° 1, p. 52-58.

continuellement le geste. Le retour sensitif annule la programmation motrice. Si cette annulation n'a pas lieu, la vigilance est accentuée et il y a émergence cognitive. Pour fumer, le fumeur doit activer son système cortical, spécialement l'aire motrice supplémentaire. Celle-ci reçoit également des informations « dyspnéiques » à savoir qu'il y a de la fumée et que le fumeur tire sur la résistance (de sa cigarette). Cela crée les conditions de la dyspnée, mais une dyspnée contrôlée et attendue. Qu'est-ce qui fait que le fumeur entretient ces réactions de survie, cette mise en tension d'un corps, mais dans une certaine indifférence béate du (dé)plaisir de fumer ? La compulsion est une manière de provoquer une action et de prévoir son retour sensitif pour annuler la pensée. Il faut reconnaître que certains fumeurs utilisent la gestuelle tabagique pour suspendre leur pensée, ou se détendre bien que la nicotine ait une action excitatrice (effet paradoxal).

Des liens entre tabagisme et troubles de la voix ont été démontrés[191], spécialement dans l'effet toxique de la fumée du tabac sur les cordes vocales, y compris chez les jeunes fumeurs[192]. Si les atteintes des structures laryngées modifient les paramètres de la voix, des dysphonies fonctionnelles, impliquant une distorsion entre la pression ventilatoire et la résistance glottique, peuvent être observées[193]. D'une manière globale, la voix du fumeur et de la fumeuse devient plus rauque, rocailleuse. Il y aurait une certaine fusion du « genrisme » de la voix, une voix unique, celle de fumeur.

191 Banjara H. & coll., "Objective and subjective evaluation of larynx in smokers and nonsmokers: a comparative study", in *Indian J Otolaryngol Head Neck Surg*, 2014, 66 (suppl. 1), p. 99-109.

192 Gonzalez J., Carpi A., "Early effects of smoking on the voice", in *Med Sci Monit*, 2004, 10, n° 12, p. 649-56.

193 Awan S. N., Alphonso V. A., "Effects of smoking on respiratory and control", in *Clin Linquist Phon*, 2007, 21, n° 8, p. 623-636.

Le stade du ventile[194]

Si l'agrippement est considéré comme le premier élan moteur ayant un but relationnel, le premier mouvement respiratoire n'en reste pas moins le premier mouvement significatif du nouveau-né pour vivre. Il devient par la suite le support au cri, cette décharge d'une tension de déplaisir. Une attente s'installe. Une pulsion naît. Si les autres pulsions ont besoin de l'autre à un moment donné, la pulsion ventilatoire ne peut s'accomplir que par soi-même. Personne ne peut respirer à notre place. Qu'en serait-il pour les nouveau-nés sous respiration artificielle dès leur premier pas dans la vie ? L'ancrage pulsionnel se ferait lors de l'extubation ?

> « Le but de la pulsion respiratoire, c'est la satisfaction qu'entraîne l'absorption d'air. La satisfaction sexuelle qui vient s'étayer sur elle s'exerce par la zone érogène olfactive. [...] Le respire est certes abstraitement le seul îlot d'indépendance du nourrisson, mais c'est en même temps par son intermédiaire qu'il va très vite entrer en rapport avec l'autre maternel. » (Tristani, p. 54)

La ventilation fonctionne sur le mode du va-et-vient pouvant être le support à une fantasmatique coïtque : l'inspire peut être relié à l'ingestion orale et l'expire à l'expulsion anale. Ces éléments sont repris dans les techniques du yoga ou de la sophrologie en lien avec les notions d'énergie positive et négative. La ventilation fonctionne sur un mode de rythme et d'alternance, mais qui ne s'arrête que dans la mort. La logique de la disjonction-conjonction s'en trouve intégrée : il y a une séparation entre la phase d'inspire et d'expire et à la fois l'une et l'autre sont liées dans leur apparition : on ne peut expirer que si l'on a inspiré et inversement. Chez l'animal, cette logique n'apporte rien. Chez l'humain, cette logique prend un sens dès le moment où une activité modificatrice vient en prendre possession. La parole implique un contrôle de notre arbre ventilatoire.

---

194 Tristani J.-L., *Le stade du respire*, Paris, Les éditions de Minuit, 1978.

Tatouages et tabagisme : le marquage du corps

Si les doigts jaunes peuvent être la trace d'un tabagisme engagé, une étude[195] sur le tatouage a révélé que la majorité des tatoués (72 %) était fumeurs et spécialement gros fumeurs (>20 cig./j). Si le corps est régulièrement mobilisé par la gestuelle tabagique y compris ventilatoire, le corps tatoué du fumeur se montre dans une stigmatisation de sa peau, trace indélébile d'une douleur exprimée par des images, des symboles.

Pour J. Baudrillard (*L'échange symbolique et la mort*[196]), ce marquage établit une distinction visant à ne pas assumer la castration du corps, le manque qui nous rend différents, mais dépendants de l'autre. Historiquement, le tatouage, c'est la marque de l'autre, de l'étranger. Celui qui a été marqué par la prison ou s'identifiant à un groupe social : marins, explorateurs, mais ces tatouages occidentalisés n'ont pas la même signification que les tatouages des peuples dits « primitifs ». Notre tribalisation, par ces tatouages, dans une société de la standardisation des objets, réoriente leur portée initiale. Pour Baudrillard, ces marquages ne sont qu'une survalorisation sexuelle de la classe sociale dominée, fétichisant au passage l'inavouable castration et son échange symbolique.

> « [...] le marquage du corps comme la pratique des masques en société archaïque a pour fonction l'actualisation immédiate de l'échange symbolique, de l'échange/don avec les dieux ou dans le groupe – échange qui n'est pas négociation par le sujet de son identité derrière le masque ou la manipulation des signes, mais où au contraire il consume son identité, se met en jeu comme sujet dans la possession/dépossession – le corps entier devenu, au

[195] Brognon P., « Tatouages et tabagisme : la signature du corps », in *Le Courrier des addictions*, 2011, 13, n° 1, p. 22-24.

[196] Baudrillard J., *L'échange symbolique et la mort*, Paris, Gallimard, 1976.

même titre que les biens et les femmes, matériel d'échange symbolique […] » (Baudrillard, p. 164)

Sous le vocable de la rationalisation et de la modernité, le sujet se dupe dans ses choix d'objets et de décorations comme si ses choix étaient sa vérité alors qu'ils ne sont – pour ceux qui participent à la société consumériste – que fétichisés par la loi de la valeur. Notre société n'est plus sous le couvert d'une loi ou d'un interdit régulant les échanges symboliques et désignant la place de chacun dans la collectivité. Nous sommes passés à un modèle de l'individualisme où l'épanouissement personnel devient la nouvelle tendance[197] permettant libre cours à l'appropriation d'objets dont le marketing aura bien pris soin de répondre à toutes nos attentes et même à celles que nous n'avions jamais imaginées.

Le tatouage rend compte d'une mémoire de la peau. Les symboles inscrits rappellent à chaque instant au sujet ce qu'il craint de devoir oublier : le nom de ses amantes, de ses enfants, de son origine familiale, bref de son ancrage dans la vie et le temps. Le tatouage serait-il une mémoire naturellement défaillante, reprise sous le couvert d'une culture ambiante du corps, soumise aux boutiques de piercing et tatoo ? S'il était lié à la marginalisation dominée de notre société, le tatouage se retrouve, discrètement, chez les riches, courant derrière les boutiques chics de l'écorchure dorée, recherchant la distinction[198].

Le tabagisme a suivi ces mêmes méandres. Chaque classe sociale a donné un sens de distinction au type de tabac qu'elle consommait : ici, une mise en scène d'une virilité séduisante, et là, une émancipation féminine, répondant en miroir à la

---

197 « […] le sujet se soumet à son idéal narcissique du Moi de celui par lequel la société lui enjoint de s'y conformer, ne lui laisse d'autre alternative que de s'aimer soi-même, de s'investir soi-même selon les règles qu'elle impose. » (Baudrillard, p. 171-172).

198 Voir les travaux de P. Bourdieu.

société phallocratique. Si pour Baudrillard, nos désirs ne sont plus soumis à l'interdit paternel, mais au désir de la mère : la perversion pointe et ne permet plus l'échange symbolique de l'absence et de la négation. Nous sommes dans la société du positivisme (Han[199]). La cigarette et sa promesse de liberté et de puissance font miroiter au fumeur qu'il pourrait même être immortel, car chaque fois qu'il fume, malgré les messages de sensibilisation aux risques de santé, il ne meurt pas.

Nous allons ici traduire une étude portant sur 190 personnes tatouées, échantillonnées dans une population de travailleurs entre 2003 et 2010, dans le Hainaut en Belgique. L'âge moyen est de 33,5 ans (écart-type = 8,7), avec 8,4 % de femmes. Une majorité a été ou est fumeuse (14 % de non-fumeurs). La consommation moyenne quotidienne des fumeurs est de 18 cigarettes. On recense 57 % de gros fumeurs (> 20 cig./j) alors qu'on en attend +- 13 %. Le thème des tatouages a été dénombré ainsi que la localisation de piercings. On comptabilise entre 2 et 3 tatouages par personne.

Concernant les piercings, on observe que les hommes les pratiquent de manière plus élective au niveau des sourcils et des seins, ainsi qu'au niveau de la langue. Les seins et la langue sont des localisations du corps qui sont particulièrement sollicitées dans les comportements sexuels. Il semble que ces hommes souhaitent porter une attention plus « technique » au niveau des seins qui sont plus naturellement stimulés chez les femmes. Le sourcil, c'est ce qui souligne le regard. Chez les femmes, c'est le nombril qui sera principalement choisi. Le nombril c'est la trace de notre naissance, ponctuant la matrice qui nous a vus naître. Ces femmes souhaitent qu'on porte une attention sensuelle sur cette zone. L'analyse des piercings tend à souligner qu'on ne se perce pas la peau n'importe où, mais à des endroits qui vont souligner un trait de beauté ou de sensualité.

---

199 Han B.-C., *Le désir ou l'enfer de l'identique*, Paris, Autrement, 2015 ; Han B.-C., *La société de la fatigue*, Circé, 2014.

Concernant les tatouages (n = 481), nous dénombrons les thèmes suivants (par ordre d'occurrence décroissante) :

Thème	Pourcentage
Tribal	12
Nom, initiales	7
Cœur	7
Mort	6
Femme	6
Dragon	6
Armes	4
Lynx, panthère, lion, tigre	4
Rose	4
Serpent	4
Indiens	3
Aigle	3
Scorpion, fourmi	3
Symboles	2
Humour	2
Chinois	2
Loup	2
Visage	2

Nous n'observons pas de corrélation significative entre le nombre de cigarettes fumées et le nombre de tatouages portés (p-value 0,161). D'une manière générale, la majorité de l'échantillon a un statut ouvrier.

Selon le ratio homme/femme, on observe que des thèmes sont exclusivement masculins :

Loup, chien, dragon, femme, Indien, serpent, aigle, lynx, panthère, lion, tigre, armes, visage, scorpion, fourmi, symbole chinois, diable, lutin.

Pour les femmes, on note une élection des thèmes suivants : le thème tribal, la rose et l'oiseau.

La personne tatouée n'inscrit pas dans sa peau n'importe quoi. Elle plonge dans des symboles qui animent son désir de les figurer sur sa peau à défaut de les parler, d'en dire quelque chose dans le dialogue. « Je l'ai choisi parce que je le trouvais beau ». Une pudeur s'installe. Si le tatouage montre quelque chose, c'est dans l'intimité, fût-elle indicible.

D'une manière générale, la mode esthétique mobilise les individus. Le thème tribal est un tatouage qui permet de se distinguer, mais pas trop. On reste dans la mode collective. On cherche un « ailleurs » de soi pour habiller son être. Telle est l'existence. Le tribal choisi est principalement issu de l'Océanie (Papouasie…), comme un exotisme de soi. La peau se pare d'une beauté venue d'ailleurs, pas trop proche, pour qu'on puisse se l'idéaliser : une société qui a des valeurs et des liens forts, traditionnels.

Le thème animalier est aussi prépondérant. C'est une animalité sauvage, agressive qui se laisse difficilement dompter : loup, panthère, aigle, serpent.

Les noms, les initiales de ses enfants, de ses partenaires rappellent à la personne tatouée qu'elle est en lien avec d'autres personnes, qui lui sont « chairs ». Mais cet attachement a besoin d'être inscrit pour ne pas l'oublier. Le rappel des évènements de vie, c'est une motivation évoquée par ces personnes. L'amour, l'attachement sont donc soulignés par cette association.

La mort est un thème régulièrement représenté. La faucheuse, la tête de mort rappelle au vivant la fin, mais une fin conjurée par cette inscription à fleur de peau, à cette peau mise à vif par les stylets du tatoueur. On se sent vivre.

La femme, dans des positions lascives et libidineuses, pare les bras ou le torse. Le « Je l'ai dans la peau », souligne l'importance d'un corps à corps qui ne s'achève pas, si ce n'est dans la mort, à défaut d'une « petite mort ».

Le dragon est un animal mythique bien connu, souvent emprunté à la tradition sino-japonaise. Il est un animal archaïque[200] connu pour être gardien de trésors, démoniaque, perturbateur de l'ordre du monde et des hommes, spécialement dans la tradition européenne. L'empreinte orientale lui confère une valeur plus positive, neutralisant les principes contraires, figurés par l'ouroboros (le dragon-serpent qui se mord la queue). Le dragon représente ce qu'il y a à combattre adroitement de nos ombres inconscientes, pour en sortir enrichis dans la lumière de notre vie.

En réalisant un test de régression logistique ajusté pour l'âge et le sexe des tatouages, on obtient les corrélations suivantes :

- Armes et serpent (p-value <0,001, pseudo R2 = 0,15) ;
- Femmes et mort (p-value <0,001, pseudo R2 = 0,14) ;
- Armes et cœur (p-value <0,001, pseudo R2 = 0,11) ;
- Lynx, panthère, lion, tigre et aigle (p-value = 0,01, pseudo R2 = 0,09).

Ces thèmes se retrouvent exclusivement chez les hommes. On voit que les thèmes de l'agressivité, de la défense, de l'attaque se trouvent renforcés. L'expression du libidinal (femmes) et de la mort se trouvent dévoilés dans un amour/à mort. Cette juxtaposition signifie-t-elle la suspension

[200] Chevalier J. et Gheerbrant A., *Dictionnaire des symboles*, Paris, Robert Laffont / Jupiter, 1982.

extatique du sexuel ou la déception d'un amour exprimé dans une mort à l'autre ?

> « L'aspect mystérieux, codé nécessairement, préside à la sélection d'un motif de tatouage, lui-même lié symboliquement à l'histoire du sujet. Fétichisme où l'homme tatoué représente la virilité masculine, besoin d'exhibition, recherche érotique lascive ou stimulation sexuelle, forme d'agressivité dirigée vers la société, autant d'interprétations disponibles pour décrire les signes inscrits sur la peau de ceux qui arborent des tatouages contemporains »[201].

Les thèmes de l'attachement, de l'agressivité, de la sexualité semblent mobiliser ces personnes, majoritairement des hommes, dans un passage à l'acte dermique sans pour autant éteindre le désir de lancer un message qu'ils espèrent entendu par l'autre, tout en étant dans la difficulté de l'échanger dans le dialogue des mots et des émotions.

Un certain nombre de tatoués reconnaissent dans le choix des tatouages une nécessité de rappel d'expériences antérieures difficiles desquelles a émergé une philosophie de vie où la défense de valeurs se manifeste à eux chaque jour. Le lien à l'autre doit se rappeler par le miroir du corps. Un homme de 24 ans a tatoué les inscriptions suivantes : « Pour les personnes que j'aime, je pourrais me sacrifier » ainsi que « Nos compagnons d'hier sont nos ennemis de demain ». Mourir pour l'autre ou le combattre, est-ce le seul choix ?

« La culture occidentale est dominée par le culte du miroir »[202]

Ce n'est pas pour rien que notre culture porte un art pictural très développé dont l'invention de la photographie et du cinéma ainsi que le mythe de Narcisse. L'idéalisation dans l'image soutient notre société et ses rapports humains. Pour une population soumise aux pressions du néotaylorisme du

---

201 Cipriani-Crauste M., *Le tatouage dans tous ses états*, Paris, L'Harmattan, 2008, p. 199.

202 Jeudy H. P., *Le corps et ses stéréotypes*, Circé, 2001, p. 119.

travail, aux violences humiliantes d'une administration de l'allocation sociale, le tatouage devient une esthétique de la marginalité. Le tabagisme vient surligner, pour partie, une opposition au modèle hygiénique de la santé. « Je suis fumeur et je vous emmerde[203] », vient revendiquer une existence, fût-elle consentie à une industrie du tabac. C'est dans ces interstices que se loge le fumeur, dans une ambivalence qui le berce.

Le corps (du fumeur) est un corps à la fois libéré de l'entrave d'une sexualité bridée et refoulée, en affichant un symbole où son plaisir se fait sans l'autre et d'autre part un corps emprisonné dans une gestuelle robotisée, automatisée, un corps meurtri par une fumée qualifiée de toxique. C'est un corps dont on retire un potentiel dans une certaine forme de sadisme : prendre du plaisir là où d'autres en sont importunés. Car, ne peuvent connaître la cigarette, que ceux qui sont initiés. La cigarette habille le geste gauche de l'adolescent pour, par la répétition de la pratique, devenir un geste posé, viril, émancipé. Au besoin, cette émancipation passera par le tatouage. Le corps s'exprime dans l'action et l'esthétique : bouger et voir. Les statues grecques font transpirer cette esthétique d'une action statique, d'un corps en mouvement immobilisé. Ces statues sont empreintes d'un potentiel vivant. Le fumeur, en mobilisant son souffle, ses mains, donne à ce corps un mouvement même s'il est petit, minimisé. Le corps n'est pas sans rien faire, il ne tombe pas dans un anonymat. Il existe à lui-même, il exprime sa liberté en détruisant la singularité objective de la cigarette qu'il consume dans la vacuité de ses poumons. Toute une consistance.

« Nous sommes devenus des pestiférés. »

Depuis les années 80, par suite d'une conscientisation de la classe politique, de nombreuses campagnes de

---

203 O'Patch J., *Je suis fumeur… et je vous emmerde*, Éd. de l'Hèbe, 2007.

sensibilisation aux risques du tabagisme ont été réalisées. Celles-ci ont été accompagnées de mesures de restrictions d'usage du tabac[204] dans de nombreux lieux d'abord publics, puis sur les lieux de travail, dans l'HORECA et dernièrement dans les voitures privées en présence d'enfants. Ces mesures sont argumentées par des études scientifiques démontrant l'efficacité de ces mesures en termes de réduction de consommation de tabac. Si de nombreux fumeurs adhèrent aussi à cette politique, peut-être sous le coup d'une désirabilité sociale, il n'en reste pas moins que certains fumeurs se trouvent coincés par un certain « bio pouvoir », un hygiénisme du corps sain. Le fumeur se trouve ainsi coincé entre un modèle scientifique du mieux-être et une affirmation singulière de sa liberté[205]. La culpabilisation du coût collectif des soins liés au tabagisme vient ajouter une pression morale. Le changement de comportement devient l'objectif de santé. Dans ce contexte, le sentiment de devenir un « pestiféré » prend son sens dans la logique du bouc émissaire (*pharmakos*), comme évoqué précédemment. On projette à l'extérieur des éléments négatifs intérieurs, nos ressentiments face au désir de l'Autre et la déception qu'elle peut susciter. Mais la liberté de soi ne veut pas dire qu'on doit répondre à tous nos désirs, car tous nos désirs ne sont pas bons ou justes. Cela implique une conscientisation, nécessitant l'intégration de la complexité.

« Elle me dégoûte. »

La fumée a une odeur. Elle s'imprègne partout : sur les vêtements, dans la maison, dans la voiture. Si les fumeurs ont « leur » marque de cigarette ayant un goût typé, bien peu peuvent en définir la subtilité gustative. Cependant, une majorité ne supporte pas son odeur résiduelle. Ce dégoût

---

204 https://fr.wikipedia.org/wiki/Législation_sur_le_tabac (consulté le 01/07/2019).

205 Vigarello G., *Histoire des pratiques de santé : le sain et le malsain depuis le Moyen Âge*, Paris, Seuil, 1999, p. 309-310.

viendra à leur rescousse lorsqu'ils auront entamé leur arrêt tabagique.

L'odeur prend une connotation sexuelle. Elle est la trace biologique du comportement de reproduction dont les phérormones en sont le support. Pour Freud, l'olfaction et le nez deviennent une zone érogène distincte de la zone orale bien connue dans l'étayage premier de notre développement pulsionnel. Si l'odeur suscite le comportement sexuel et sa récompense de satisfaction, on peut se demander dans quelle mesure le fumeur en arrêt ne transforme pas l'attirance par le rejet comme pour se protéger d'un désir brûlant et persistant. Son dégoût de la fumée froide ne serait-il pas une manière de congédier sa culpabilité d'être fumeur par rapport à la pression hygiéniste et sa concupiscence dans le plaisir de fumer ? Dualité.

Sur un plan sociologique [206], le dégoût permet de déterminer des catégories et donc de pouvoir se situer dans la logique symbolique des liens. Quelque chose qui ne se caractérise pas, comme dans l'ambiguïté, va entraîner le dégoût et la notion de saleté. La cigarette est l'objet ostensible d'un désir assouvi aux yeux de tous. Ce désir nous rappelle une inconscience débridée qui de surcroît joue avec la mort. Cela peut créer l'émoi (sexuel) dans la population. En construisant cognitivement la souillure chez chaque individu, cela permet de donner l'illusion d'un contrôle social. Certaines publicités antitabac peuvent user de ce sentiment.

Si le tatouage devient une mode de l'affichage du corps, cela pourrait rendre compte d'un changement du statut du corps : passant d'un corps sacralisé par la transcendance et l'interdit à un corps soumis à soi. Les époques antérieures témoignent d'une maîtrise du corps par la société de la naissance à la mort : il y avait un interdit de l'avortement, de l'euthanasie y compris dans le suicide, dans la masturbation.

---

[206] Douglas M., *De la souillure : essai sur les notions de pollution et de tabou*, Paris, La Découverte/Poche, 2001.

Le corps n'était pas soumis au seul vouloir de l'individu qui l'habitait. On ne pouvait pas faire tout ce qu'on désirait avec son corps. Le droit à posséder son corps est devenu principal. Mais ce droit à maîtriser son corps reste influencé par un droit mobilisé par le capitalisme : tout peut se faire pourvu qu'on en ait l'argent. Le corps donné à voir dans une logique du dévoilement (tatouage, pornographie, la nudité sur scène...) est un corps qui s'impose à l'autre dans sa singularité, mais dans un regard forcé à voir le transparent comme l'enfant regardant par le trou de la serrure de la chambre des parents : où s'originent la sexualité et notre existence ? Voir le nu n'est pas une libération au sens de faire ce qu'on veut, mais bien être soumis à nos désirs, à une idéalité qui ne fait que cacher notre imperfection, notre réalité. Montrer son corps n'est qu'une fuite en avant.

Chapitre VII
Temporalité du fumeur

> « Ô temps ! suspends ton vol ; et vous, heures propices !
> Suspendez votre cours :
> Laissez-nous savourer les rapides délices
> Des plus beaux de nos jours !
> L'homme n'a point de port, le temps n'a point de rive ;
> Il coule, et nous passons ! » (Alphonse de Lamartine, *Méditations poétiques*)

Le temps a été très vite associé au mouvement : les expressions « en deux temps et trois mouvements », « par les temps qui courent » en soulignent le lien. Il dessine une ligne avec une direction, tendue vers le temps à venir, celui qui au moment où nous le percevons devient un passé inéluctable s'écoulant au travers des doigts de notre mémoire. Il ne reste que des souvenirs dont l'importance tord les dimensions de la durée. Celle-ci est conditionnée par la perception collective du temps, rythmée par les fêtes, les rites, en lien symbolique avec les saisons, les mouvements de la lune, du soleil… De cette poésie du temps, nous avons extrait un temps physique, uniforme, anisotropique produisant une grandeur mathématique qui, dans une lecture classique, se lie au principe de causalité. Ce temps existe en dehors de moi, mais il est soumis à mon observation qui peut en donner témoignage. Si la conscience humaine n'existait pas, est-ce que le temps aurait une durée ? Imaginons que je filme un accident : une voiture passe un carrefour et percute une autre voiture venant de sa droite. Nous avons une succession de séquences avec des objets fixes (feu rouge, structure urbaine) et des objets mobiles (les voitures). Si j'accélère le film à une vitesse vertigineuse, l'accident me sera-t-il perçu ? La vitesse des évènements et la position de l'observateur conditionnent la temporalité des choses, la durée perçue ou simplement la perception.

Je perçois le temps, mais au moment de son appréhension, il devient un évènement passé que je réactive sous forme d'un souvenir, d'une rétention. C'est dans cette étrange focale dynamique que je me conscientise du temps. Il implique une attention de ma part au risque de le laisser filer à mon insu pour qu'il se rappelle plus tard. Le temps est élastique à ma perception, mais une échéance nous guette : celle de la mort et son cortège qu'est la vieillesse. C'est cette échéance qui nous pousse à œuvrer, à exister à l'autre, à ce témoin qui parle, qui me parle et qui parle de moi aux autres, dans une réciprocité ontologique. « L'Être que nous sommes se temporalise à partir de la mort » (Heidegger). Cette perception est plus encline à appréhender le temps dans une cinétique cyclique, comme pour rechercher désespérément l'origine des choses et l'origine du sens de notre vie. Les saisons, la course du soleil ont amené une grande partie de l'humanité à concevoir un temps de l'éternel retour. Le passé devient une valeur originelle, pure, constituant l'étalon de notre sens moral. Depuis, plus rien ne va plus. Nous nous dégradons dans une décadence que les dieux, figure d'un idéal, regardent avec cynisme. L'âge d'or de notre humanité est conté dans de nombreux mythes. Et pour nous défaire de notre mortalité, nous devons répondre au mieux aux attentes des dieux pour mériter une place au paradis perdu dans une éternité de bonheur. Mais pour ceux qui s'éloignent des valeurs morales, une éternité de souffrances leur est rappelée.

La pierre, le caillou subit passivement le temps, dans l'ignorance de sa destruction progressive, pour ne devenir qu'une poussière sur la plage de notre « récréativité » et de notre jouissance. Il faut faire l'expérience du temps pour le connaître. Mais entre-temps, nous œuvrons à notre vie dans une rythmique dont la société nous a donné le tempo : boulot, métro, dodo. « L'avenir est à celui qui se lève tôt ». L'industrialisation du travail a apporté le temps de la pointeuse et des pauses. La scansion du travail est une mécanique vouée à la production. « Time is money », voilà une sérieuse conversion monétaire. La pause-cigarette devient la seule échappatoire à la cadence de la machinerie de production, mais en consommant ce que le grand marché produit : rien ne se perd, tout n'est que transformation. Hors de ce temps producteur, il y a l'ennui, voire l'oisiveté dans le non-travail, valeurs diaboliques par excellence. C'est du temps pour rien que l'on tue en faisant quelque chose : fumer. Même ce temps-là est récupéré au service de la consommation.

Le fumeur, en répétant inlassablement les mêmes gestes tabagiques, s'inscrit dans une logique cyclique. Il fume pour passer le temps, il fume pour tuer le temps ou tuer sa propre mort. Il domine le temps en lui donnant une direction. Il ne subit pas. Il agit, mais l'objet de sa maîtrise le tient insidieusement par la dépendance, par cet état de manque qu'il n'aime pas.

Il attend de sa cigarette une récompense, une détente. Il se projette dans un avenir devenu espérance, mais qui, dans l'immédiateté de son fumage, s'évanouit dans l'habitude : sa cigarette n'est pas aussi bonne, mais quand même, il la fume. Et puis, il se trouve avec son mégot, qu'il jette dans le passé de l'oubli, là où il accumule ses déchets d'instantanés. Cela ne lui suffit pas, car la cigarette fumée laisse un vide qui deviendra un manque, un état d'inconfort. Cet état lui rappelle le souvenir pâle, qu'avec une cigarette il pourrait être mieux. Pourquoi pas la suivante ? Une espérance. Une habitude. Une déception. Le cycle infernal continue.

Rituel

Le rituel est un évènement qui vient ponctuer la vie sociale soit de manière régulière lors de fêtes religieuses, saisonnières ou lors d'évènements émotionnels (naissance, mariage, mort...). Le rituel s'inscrit dans une temporalité propre, actualisée (il y a une procédure dans l'exécution qui s'adapte aux circonstances du moment) et une temporalité historique : elle fait appel à la tradition, à un temps primordial. Ce dernier se rattache à une transcendance dont le rite en est l'incarnation. Le corps est mis à l'épreuve ou mis en scène face au corps social pour instituer une identité, une reconnaissance devant ses pairs, pères et une figure divine garante de l'ordre du monde. L'ordalie est cette ultime mise à disposition de sa vie charnelle au regard d'une destinée. Le rituel a une fonction contenante. Elle distingue, catégorise, met des limites pour permettre à notre pensée de se structurer dans le temps, l'espace, l'identité. Elle contient notre angoisse existentielle.

La ritualisation (Douglas M.[207]) est une actualisation de la théorie de l'organisation de la pensée et de la société. Elle permet de symboliser cet ordre par la métaphore. Le rite est un médiateur d'expérience, il organise la captation de notre attention. Il vient figer une catégorisation des choses et des individus dans le temps. L'interdit garantit la stabilité du système. Le dégoût vient du caractère émotionnel de l'ambiguïté, de ce qui sort du cadre : ce qui est dedans doit rester dedans, ce qui est dehors doit rester dehors. Quand une observation se trouve dans un entre-deux classificatoire, cela crée une difficulté de pensée qui sera cachée par un état émotionnel. Le dégoût se trouve au cœur de l'initiation tabagique. La fumée est un goût qui crée la toux, une toux réactionnelle à une fumée qualifiée de toxique et irritante. Mais la force de l'adhésion groupale va induire un apprivoisement de la réaction première. La fumée pourrait

207 Douglas M., *op. cit.*

être cet entre-deux-mondes, cette transformation d'une matière venant du sol, cuite et transformée en un gaz destiné aux cieux, habités par une transcendance. Lors de l'arrêt tabagique, nombreux sont les fumeurs qui évoquent ce dégoût de la cigarette qui revient. Tantôt l'odeur, tantôt la vue de fumeurs leur amène un sentiment de répulsion. Dans la conception freudienne, le dégoût peut cacher un désir sexuel et est un symptôme de défense.

> « Un grand nombre d'actions compulsives aussi se révèlent des précautions et des garanties prises contre une expérience sexuelle et sont donc de nature phobique. » (Freud, p. 2)[208]

L'obsessionnel, en se lavant d'une saleté imaginaire, inverse la tendance à se satisfaire de la saleté anale. Le fumeur, en manipulant cette fumée odorante et en produisant des cendres résiduelles, évoque étrangement une symbolique défécatoire (Lesourne[209], p. 123).

L'habitude

« Je fume par habitude ». L'habitude devient un prétexte, un dédoublement de soi qui fonctionne comme un robot dont on n'a pas le contrôle. La liberté du fumeur est soumise à cette habitude. Elle révèle une forme, un modèle parfait d'un geste ou d'une pensée (ex. : jouer au piano…) soulignant une efficacité humaine, s'adaptant au contexte et à l'à-propos. Cela la distingue d'un automatisme mécanique. Fumer, c'est adopter un geste qu'il a appris par la répétition en se donnant un style personnel tout en s'affirmant dans un geste dont la perfection se différenciera du fumeur novice, gauche et hésitant. Chaque prise de cigarette actuelle le renvoie aux cigarettes du passé, dans une inactualité[210] routinière. C'est la sédimentation de toutes ces cigarettes passées qui donne à la

---

208 Freud S., *Inhibition, symptôme et angoisse*, 9e édition, Paris, PUF, 1990.

209 Lesourne O, *Le grand fumeur et sa passion*, Paris, PUF, 1984.

210 Flajoliet A, « L'habitude entre psychologie et phénoménologie », in *Revue Alter*, 2004, n° 12, p. 27-55.

cigarette du moment toute son esthétique et son pouvoir de séduction. Dans le *je veux fumer*, la volonté du fumeur est à la fois volontaire et involontaire. Il croit exprimer une volonté de liberté, mais étant donné cet ancrage dans le passé de l'habitude et du fait des mécanismes de croyance dans lequel il s'est enfermé, le fumeur ne fait qu'exprimer une fausse liberté. Il ne peut pas faire table rase du passé de sa cigarette. Il croit que la cigarette va le soulager de différents états émotionnels ou d'impasses de pensée. Cette croyance alimente son intention et son désir. L'habitude a l'avantage de réduire tous nos besoins en une seule habitude facile. « La force de l'habitude n'est autre que la tendance d'un besoin préexistant à adapter une forme usuelle qui est plus facile à satisfaire »[211]. C'est l'effet entonnoir aussi de la cigarette : « C'est tout ce que j'ai ». Cette facilité à ne se contenter que d'une habitude peut exprimer une certaine « dégénérescence » de l'habitude dans une stéréotypie, un automatisme du désir. Le désir, la motivation, le besoin n'auraient pas à se renouveler, à s'actualiser dans la rencontre à son environnement et à l'autre. Tout serait convenu à l'avance. Si l'habitude peut révéler une facette positive par la précision d'un apprentissage, elle peut révéler un côté plus inertiel voir compulsif.

> « Si l'acte s'oppose à la puissance comme l'accompli à l'inaccompli, comme ce qui est en sa plénitude d'être à ce qui tend vers cette plénitude, il va de soi que la puissance introduirait au sein de l'en-soi l'inachèvement et le manque et que, du même coup, l'en-soi[212] ne serait

---

211 Cabestan Ph., « La force de l'habitude », in *Revue Alter*, 2004, n° 12, p. 129-147.

212 L'*en-soi* est une notion de J.-P. Sartre. Elle regroupe le mode d'être des choses et de l'identité à soi : on est ce qu'on est dans sa plénitude. Le *pour-soi* est le mode d'être de l'existant humain : il tend vers une transcendance de lui-même au travers d'une conscience qui sera intentionnelle (dirigée vers quelque chose).

plus ce qu'il est. Aussi, l'en-soi est-il pour Sartre un acte. » (Cabestan, p. 134)

En additionnant cigarette sur cigarette, le fumeur multiplie des actes qui nient le manque, l'inachèvement dont nous sommes tous porteurs. Il se répète ce qu'il est, par l'acte de fumer, mais pas ce qu'il pourrait être à savoir un ex-fumeur (même s'il y pense).

Comme dit précédemment, l'habitude se distingue de tics ou de l'obsession par sa plasticité et son adaptation. Le fumeur a une certaine souplesse dans son habitude bien que sous l'emprise du manque qui détermine une temporalité de la consommation en lien avec le temps physiologique de la nicotine. Il peut postposer son habitude, mais pas trop longtemps. La personne souffrant de tics ou d'obsessions ne peut pas contrôler ceux-ci. L'involontaire prend le dessus. Mais, est-ce que cet involontaire est sexuel ?

Pour Merleau-Ponty, l'habitude est l'expression de notre schéma sensori-moteur. L'habitude nous permet d'intégrer et d'être intégrés dans notre environnement dans une logique d'incorporation (introjection-projection) désirante, interconnectée aux autres. Cela souligne les caractéristiques de plasticité et d'adaptation de l'habitude. Mais au moment où nous appliquons nos habitudes, nous ne connaissons pas son substrat abstrait, nous sommes dans un oubli fécond : penser à ce qu'on va faire en réduit son efficacité.

> « Plus déroutant encore, il n'est même pas directement disponible à la conscience du sujet de l'habitude : celui-ci doit en quelque sorte le redemander à son corps, c'est-à-dire simuler l'exercice corporel pour accéder à cette signification. »[213]

L'habitude présenterait une part d'inconscient et serait animée par la libido. Nos habitudes nous donnent un sentiment rassurant, une capacité de contrôle sur le monde. Cela nous donne un style, une manière d'être, mais cette

[213] De Saint Aubert E., « Le sens de l'habitude chez Merleau-Ponty », in *Revue Alter*, 2004, n° 12, p. 105-128.

manière nous emprisonne aussi. Si nous avons un style, nous n'en avons pas d'autres. Notre personnalité serait-elle un ensemble d'habitudes, acquises socialement, familialement et individuellement ?

Le fumeur et son habitude tabagique ne présentent pas le degré de liberté d'une habitude d'écrire, de chanter ou de jouer du piano. C'est une habitude sous contrainte, dégradée sous le coup de la simplification de l'automatisme. Si l'habitude peut se révéler une économie de la pensée au profit d'un laisser-aller de l'action et de sa satisfaction, l'habitude de fumer se renferme plus dans un cycle infernal de « l'envie de fumer », une répétition d'un désir robotisé. Le fumeur se dédouble dans une volonté qui lui échappe au profit d'un « autre » dont il est victime. C'est cet « autre » qu'il faut convaincre d'arrêter.

> « L'habitude est le pouvoir de l'oublié ; parce qu'elle est "contractée", son origine est effacée ; et pourtant le passé, bien qu'aboli comme représentation, subsiste de façon obscure comme conscience de pouvoir ; cette conscience est rebelle à la clarté de la réflexion [...] »[214]

Un inconscient se dessine... Si le désir peut être synonyme de spontanéité, il s'habille du manteau de l'habitude par sa répétition, par son attrait et ses effets attendus : nous ne désirons que de mêmes choses. Nous nous laissons emporter par ces désirs comme le long d'un fleuve bien connu. Si l'eau qui nous porte change continuellement, il n'en reste pas moins que le paysage reste le même, à quelques variations près. Le fumeur désire sa cigarette dans une certaine monotonie, rassurante.

L'habitude est une névrose, un automatisme affectif dont le sujet se sent prisonnier. Si fumer peut se révéler une habitude organique par la pharmacologie de la nicotine où les lois physiques de la nature s'imposent à nous, l'habitude

---

214 Ricœur P., *Philosophie de la volonté (tome 1)*, Paris, Points, 2009, p. 475.

tabagique révèle aussi un noyau de relations qui échappent à la connaissance du fumeur. Nous sommes à la fois séparés de cette connaissance et censurés dans la quotidienneté de notre pensée : nous ne pensons pas tout le temps. Une sélection s'opère. Nous sommes devant une scène.

> « [...] la vie porte la conscience ; elle est moi vivant donné à moi-même ; la censure, c'est le degré psychique de l'organisation au bénéfice de laquelle je suis placé par cette vie que je n'ai pas choisie ; hiérarchique, sélective, répressive, l'organisation introduit un aspect nouveau dans l'involontaire absolu : la finalité même de la vie. » (Ricœur, p. 499)

Pour Marcel Jousse[215], l'habitude est liée à la mémoire dans son côté de « laisser-aller » permettant à l'intelligence de déployer d'autres ressources pour aller plus profondément dans la science. Les habitudes ne seraient que l'intelligence du quotidien, du besoin.

> « La mémoire qui est un rejeu conscient de mimèmes et l'habitude qui est le laisser-aller de mécanismes montés avec intelligence profonde et qui permet, précisément, à cette intelligence de fouiller plus profondément encore, sans se préoccuper de la monture qui va. » (Jousse, p. 75)

Certains fumeurs utilisent leur tabagisme comme aide à la pensée. Cela permet de distraire leur plaisir quotidien, routinier au profit d'une pensée plus profonde, plus rationnelle ? Mais cette distraction ne rappellerait-elle pas les faux-semblants de notre conscience, voilée d'un inconscient « naturel » ?

Le rythme

> « L'habitude se révèle comme la spontanéité dans la régularité des périodes. »[216] (Ravaisson, p. 12)

---

[215] Jousse M., *Anthropologie du geste*, Paris, Gallimard, 1978.

[216] Ravaisson J., *De l'habitude*, 1838, rééd. Alcan, 1927 (numérisé : books.google.be).

L'habitude de fumer s'intègre dans la régularité des envies de fumer, elles-mêmes sous l'emprise de nos besoins, désirs, oscillants entre les phases de manque, de tension, de quête et de satisfaction. Il y a un caractère cyclique.

Le rythme est une pulsation faite de semblables apparitions d'un élément dans la continuité. Le son peut être le prototype de notre démonstration et spécialement le « tic-tac » d'une horloge. Bien que le son soit identique, nous allons en percevoir quelque chose de mélodique où se distingueront un tic (temps fort) et un tac (temps faible). Le rythme est propre à notre perception humaine, la mesure n'en est que le contenant rationnel. Battre un rythme en 3 temps ou 4 temps, détermine une mesure. Celle-ci supporte une rigueur mécanique qui charpente la reproduction à l'identique de notre créativité. Elle implique une conscience forte, éveillée. Le rythme s'apparente à une pulsation qui se joue d'une faible différence, d'un à-peu-près qui donne vie. Le rythme, s'il est souvent associé au son, peut s'observer dans la vie organique, dans l'architecture, dans la danse, dans l'art en général. Une machine qui reproduit une partition dans sa perfection ne donnera pas la même émotion. Elle ne parlera pas de la même manière. Mais un rythme sans mesure évoluera vers le désordre. Mesure et rythme doivent s'accorder.

Chez le fumeur, le comportement est rythmé par le cycle d'action de la nicotine, mais ce cycle présente une variance. Le cycle n'est pas parfait. Le fumeur ne tire pas sur sa cigarette comme un robot. La cadence des bouffées est un rythme apaisant, ne nécessitant pas une conscience éveillée pour le produire. Les bouffées se ressemblent, mais ne sont pas identiques.

> « Tandis que la mesure reproduit toujours la même chose, nous dirons donc du rythme qu'avec lui, on voit revenir quelque chose de similaire ; et, comme le retour de quelque chose de similaire, par rapport à ce qui est passé, constitue son renouvellement, nous pouvons

dire : la mesure reproduit, le rythme renouvelle. » (Klages[217], p. 63)

Chaque cigarette fumée est différente, mais elle inscrit, dans la continuité, la différence du semblable. Cela crée une confusion de notre perception, car elle n'est pas en mesure. La mesure vient délimiter l'identique du différent. Le fumeur est sous le règne du semblable infini.

Si nous avions des partitions de notes sans mesures, nous aurions des rythmes infinis qui ne permettraient pas de dégager une mélodie, une histoire avec son début et sa fin.

La mortalité

« Mort, où est ta victoire ?
Mais partout, puisque tout ce qui existe mérite de périr :
Regarde autour de toi : tout commence et tout s'use,
Tout marche vers un terme et tout naît pour mourir !
[…]
Tu vois autour de toi dans la nature entière
Les siècles entasser poussière sur poussière
Et le temps, d'un seul pas confondant ton orgueil
De tout ce qu'il produit devenir le cercueil. » (*Méditations*, Lamartine)

Notre mort est certaine, mais l'incertitude du moment de son exécution nous donne le temps de vivre. Avec une appréhension, dissimulée sous la joie de vivre, cela laisse la place à un mystère. Car la mort, c'est l'inconnaissable et le néant. Quand nous mourons, nous ne sommes plus là et maintenant. Nous échappons à la quotidienneté des relations et des échanges. Nous sommes dans un au-delà, inaccessible à nos sens. Nous ne pouvons que le penser ou le rêver. La religion participe à cette décoration du néant. Nous sommes finis ici, mais nous devenons infinis dans cet au-delà. Ce passage se fait sous l'œil moral du jugement de notre vie, de

[217] Klages L., *La nature du rythme*, Paris, L'Harmattan, 2004.

cette histoire qui s'est déroulée, qui a laissé des traces. La bonne vie est le sésame d'une immortalité de bonheur, comme récompense à la vérité du néant. Nous sommes de retour au paradis perdu, tel Ulysse ayant traversé des océans d'épreuves et de tentations pour mûrir une valeur familiale d'existence : nous sortons de nous-mêmes pour être nous-mêmes, nous testons les limites d'une réalité qui se donne à voir. La mort nous donne une temporalité de l'attente. Elle nous met en projet. Elle nous met face aux responsabilités à accomplir dans des valeurs transmises par la famille, la société. Nous sommes endettés de cette transmission de vie : je suis là parce que quelqu'un d'autre a désiré quelque chose de moi. « Connais-toi, toi-même », nous lance un mort dans la Grèce antique. La mort nous rappelle à nous-mêmes. Mais la mort, c'est la dépossession de notre existence au profit de l'autre, celui qui parlera de nous, qui nous formatera dans une histoire répétée, transcendée.

> « Ainsi, l'existence même de la mort nous aliène tout entier, dans notre propre vie, au profit d'autrui. Être mort, c'est être en proie aux vivants. » (Sartre[218], p. 588)

Temporalité et précarité

Notre perception du temps est modulable tant dans sa cinétique (temps rapide, lent) que dans son aspect qualitatif (positif/négatif). Dans une société orientée par la production de biens et de services, le travail constitue un ancrage social important. Il constitue le médiateur méritoire qui permet de profiter du bon temps, du temps libre. Pas de travail, pas d'argent, c'est en substance le slogan de notre société bien que certains puissent vivre de leurs rentes, l'argent travaillant à leur place. La précarité place les individus dans une tension vis-à-vis de leurs besoins, d'autant plus majorés dans une société de consommation de masse. Si le temps du travail peut donner une perspective du temps du repos, le temps du sans-emploi

---

218 Sartre J.-P., *L'être et le néant*, Paris, Gallimard, 1943.

frôle avec l'ennui, spécialement pour celui avec un faible niveau culturel. La rumination qui s'ensuit génère des troubles psychologiques dont l'anxiété et la dépression n'en sont que les éléments saillants. Dans ce contexte, le passé est perçu négativement tout comme le futur[219]. Pour passer le temps et le reste, ces personnes sont plus fumeuses[220] et en quantité aussi. La perspective d'une mort liée au tabac leur paraît, en l'état, une préoccupation mineure.

Temporalité et capitalisme

Si la technologie s'est particulièrement développée avec le capitalisme, elle n'a pas pour autant permis de ralentir la cadence alors qu'en soulageant le travail humain, elle aurait dû permettre de gagner du temps libre pour profiter de la vie. Tout le contraire s'est produit. Pris dans la voracité de notre désir de toute puissance par l'accumulation de l'argent, nous travaillons plus et en moins de temps, spécialement dans les sociétés industrielles. Si la technologie peut être perçue comme un soulagement de la pénibilité physique, le système économique capitaliste en profite pour accentuer la pression sur la cadence humaine par une mise en rivalité avec la machine. La course au rendement humain est lancée. Dans cette densité du travail, la pause-cigarette représente un prétexte utile pour permettre aux fumeurs de « souffler » face à cette cadence. Face à cette accélération, on importe des techniques de relaxation orientale. Le yoga, les massages et autres outillages du genre viennent à la rescousse des travailleurs, pour les maintenir en forme et se soumettre

219 Fieulaine N., Postolidis T., Olivetto F., « Précarité et troubles psychologiques : l'effet médiateur de la perspective temporelle », in *Cah. Int. Psy. Soc.*, 2006, 4, n° 72, p. 51-64.

220 Merson F., Perriot J., « Précarité sociale et perception du temps, impact sur le sevrage tabagique », in *Rev. Santé Publique*, 2011, 23, n° 5, p. 359-370.

davantage aux impératifs des entreprises. « L'accélération propose des jouissances de l'avoir, le ralentissement ramène aux jouissances de l'être » (Paul Ariès[221]).

Dans ce modèle, la lenteur est connotée négativement. C'est en étant sous le joug du capitalisme qu'on est ensemble, dans un groupe. Ceux qui sont à la traîne sont exclus, marginalisés. En tirant sur sa cigarette, le fumeur essaie de ralentir le temps du travail, de se réapproprier un temps pour être avec lui. Cette réappropriation prend un sens tout particulier quand le fumeur préfère « rouler » sa cigarette plutôt que consommer des cigarettes « toutes faites » par des machines au rendement vertigineux.

Cette quête du temps pourrait s'apparenter à une robotisation de l'esprit. Le décalage entre l'envie et sa réalisation dégage de la pensée. En supprimant cet espace, nous dégageons de la place pour d'autres qui pensent à notre place, sous le couvert de la banalisation.

---

221 *Philosophie magazine*, n° 120, juin 2018 : p. 57-58.

Chapitre VIII
Tabagisme et postmodernité : l'industrialisation des passions humaines

Le développement du fumage a pris un essor dans la révolution industrielle. Les cigarettes, esthétisées, faciles d'usage et de fabrication, se sont adaptées parfaitement au marché.

Le travail est passé ainsi de l'ère de l'artisanat à la mécanisation standardisée. La main de l'artisan façonnait, voilà que la machine manipule l'esprit humain et sa créativité. La machine tourne machinalement dans un temps paramétré et contrôlé à l'inverse de l'humain qui prend des pauses, rêvasse dans une fainéantise que la société du progrès exècre. Le temps, c'est de l'argent et son contraire l'est logiquement. En effet, le modèle libéral vantait les mérites d'un marché libre où chacun par la force de son travail gagnerait sa liberté par l'accumulation d'argent, vecteur d'un pouvoir sur le temps libre, ce temps de vacances, de nonchalance, ce temps à soi.

Cette agitation laborieuse méritait une récompense du moment, ce temps suspendu aux lèvres d'une cigarette, diffusant une fumée, comme reste de la destruction d'une nature domptée dans un cylindre de papier non moins calibré. Une pensée pouvait s'échapper dans le vacarme incessant de la machinerie productive. Une pause.

Mais qu'est-ce que la modernité ? Elle fait référence à une période de la philosophie située entre le XVe siècle et 1789, année de la Déclaration des droits de l'homme. C'est durant cette période qu'en Europe, la guerre des religions faisait rage.

La période Prémoderne était un état de la pensée encadrée dans une religion unique, fût-elle polythéiste, où tous les membres de cette communauté pensaient la même chose. Le barbare était l'étranger à cette pensée dont la langue était l'instrument véhiculaire et identitaire. Ainsi, les pensées égyptiennes puis grecques et enfin romaines ont prévalu par leurs empires respectifs. Cette prévalence militaire était accompagnée d'une manière de penser le monde des choses. Platon, et son mythe de la caverne, nous invitait à penser notre réalité sensible comme des illusions, des supercheries dont certains dieux pourraient tenir les ficelles. Il fallait selon lui revenir à l'idéalité des idées, ces idées pures de toute falsification. L'esprit de l'époque était principalement mobilisé par le dessein des dieux et de leurs jeux subtils vis-à-vis des hommes. Notre Nature était composée de forces (φύσις, phusis) dont les dieux tiraient les ficelles et mystères.

Le modernisme est cette juxtaposition de religions qui prétendent chacune à la vérité. Dans ces conditions, il se dégage un espace critique transcendantal dont Kant nous a ouvert l'esprit. S'il y a des vérités sur le Un, l'Unique détenteur de la Vérité, on peut critiquer ces absolus par la Raison et la Science. Mais pour Nietzsche, la pensée européenne a été contaminée par le nihilisme religieux des monothéismes comme la religion judéo-chrétienne. En donnant comme valeur morale, une déférence au sacrifice individuel dans la vraie vie pour une supposée belle vie dans l'au-delà, la religion chrétienne a mortifié le corps et l'esprit humain. En sacrifiant ta petite vie personnelle, tu peux espérer une vie dans un au-delà, voilà en substance le message retenu. Cette vision nihiliste permettait de cadrer les pulsions personnelles, en soumettant les hommes à une déité supérieure. Chacun avait une place imposée par une autorité, cautionnée par le transcendant. De cette autorité exclusive débouchait une hiérarchisation de la société. L'évolution des individualités s'en trouvait donc limitée par les prérogatives de classes.

Le postmodernisme a balayé tout cela. En étant tous égaux, nous étions tous livrés à une lutte pour le meilleur. Alors que le dernier était le premier dans le royaume des cieux, nous sommes entrés dans l'ère du chacun pour soi, mais Dieu pour tous. Le protestantisme anglo-saxon en a été le fer de lance spécialement aux États-Unis d'Amérique où le libéralisme va prendre une assise importante Des philosophes comme John Locke (XVIIe siècle) ou plus tard Ayn Rand (1905-1982) n'en seront que les porte-parole. C'est aussi chez eux que le cow-boy Marlboro va faire tourner la planète des fumeurs. Le libre arbitre reste le conducteur de nos consciences à défaut d'un maître à penser. Nous sommes en quête d'une autonomie de conscience sous le regard de la Raison. N'est-ce pas là une utopie de croire que la conscience rationnelle est la seule voie ? Pouvons-nous nous fier à notre conscience ? Ne cache-t-elle pas des idées inconscientes dont l'illumination consciente par le feu de notre raison suffit ? Que faisons-nous de la complexité du monde ? Si le modernisme était le siècle des Lumières de notre pensée, force est de constater que notre monde est animé par un simplisme qui nous amène à un nihilisme existentiel dont le terrorisme politique actuel n'en est que l'illustration sanglante. Notre société a installé un totalitarisme pulsionnel favorisé par un marketing boosté par un néocapitalisme. Selon Arendt, le totalitarisme [222] se caractérise par une massification des individus, par une pensée unique. Cette massification est permise par la société dite égalitaire en droit, mais profondément inégalitaire dans les faits économiques. Nos besoins sont formatés par un marché standardisé, voire « computerisé », qui anticipe nos désirs. Ils passent ainsi d'une gouvernance patriarcale vers un management du crédit et de

[222] Arendt H., *Le système totalitaire*, Paris, Points, 2005.

la plus-value [223]. Le désir mobilise les masses vers une consommation dont elles sont les fourmis laborieuses pour le profit de quelques-uns. La cigarette n'est qu'un des instruments concentrant, standardisant le désir dans un marché, celui des cigarettiers et de leurs actionnaires. Alimentant la machinerie consumériste, le fumeur se donne l'illusion d'une liberté de fumer. Trompé par le pouvoir addictogène de la nicotine, le fumeur croit dans les pouvoirs apaisants de sa cigarette, rituel moderne d'un ennui qu'il faut chasser dans le cercle infernal de l'habitude. Capté dès ses plus jeunes heures, le fumeur devient un investissement lucratif. Les cigarettiers l'ont bien compris.

Ce consumérisme totalitaire s'est installé après la Deuxième Guerre mondiale. Aidé par les apports du neveu de Freud sur le monde pulsionnel de l'Inconscient, le libéralisme s'est muté en un néolibéralisme visant à manipuler les individus par ce qu'ils ont de plus cher : leurs pulsions. De pulsions sexuelles en tous genres, soumises à la captation des attentions (Stiegler[224]) par l'industrie des médias, on est passé à la pulsion acheteuse. Cette captation des consciences au travers du miroir aux alouettes de la publicité, les cigarettiers en ont compris l'importance. Ils ont investi des millions de dollars dans la construction d'un mythe cigarettier, surfant sur la formation identitaire des jeunes adolescents : « les cigarettes

---

223 La marchandise possède une valeur d'usage et une valeur d'échange. La valeur d'usage correspond à l'utilité de la marchandise et la valeur d'échange est la valeur du temps passé à sa réalisation (temps de travail social). La plus-value générée sur le travail est de payer un salaire (valeur d'échange), mais d'en tirer une valeur d'usage importante. La différence positive entre la valeur d'usage et d'échange constitue la plus-value qui, ici, tombe dans les mains du propriétaire du temps de travail et de l'outil. En consommant du temps de travail acheté par le salaire, le propriétaire crée de la richesse.

224 Stiegler B., *De la misère symbolique*, Paris, Éd. Champs-Essai, 2013.

Saint-Michel, pas pour les enfants », sans compter les effluves de havane d'une chanson bien connue[225].

L'espace dégagé par les différentes pensées transcendantes a laissé place à un néant que le postmodernisme a investi par le triomphe d'un capitalisme libéré de l'autre, fût-il le grand Autre. Si nous ne sommes plus tenus par l'autre comme fondateur du code moral, nous voilà soumis à nous-mêmes comme seule volonté de déterminer les choses de la vie, comme seul dieu à nous-mêmes. Nous sommes dans l'auto-engendrement : nous n'avons plus de comptes à rendre à personne. Ce désendettement volontariste est inversement proportionnel à l'émergence des addictions avec ou sans objet comme si, notre seule volonté ne suffisait pas à endiguer d'autres forces plus obscures, mais néanmoins présentes. « Arrêter de fumer, c'est une question de volonté ! » Croyez-vous ? Peut-on si facilement s'amender d'une dette ? Comment se construit-elle ?

Avant l'avènement industriel, le travail permettait à la communauté de profiter de la providence divine. Les individus étaient englobés dans une communauté puis dans une classe et puis dans le noyau familial. Chacun avait sa place, principalement soumise aux obligations, dont le patriarcat en était l'organisation première. Avec la dissolution de ces valeurs, nous sommes passés à une société où les individus mettent en avant leur droit sous une forme d'égalité démocratique où la valeur suprême est l'autonomie, le développement personnel. Ce sont les beaux jours de la confiance en soi. Ici, les volontés individuelles ne sont pas soumises à la providence divine et son code moral, mais au laisser-aller de nos vices qui, transformés dans le marché capitaliste deviendront une vertu pour certains qui en tireront profit[226]. Si l'Autre pouvait avoir une essence divine dans la

---

225 Chanson de S. Gainsbourg : « Dieu est un fumeur de havanes », écrite en 1980 pour le film « Je vous aime » de Claude Berri.

226 Voir *La Fable des abeilles* de Mandeville, 1714.

période moderne, l'Autre devient un rival dont il faut profiter de l'existence. La duperie devient le moteur d'une économie prométhéenne, celle d'un progrès agité par sa toute-puissance. Il n'y a plus de limites, si ce n'est l'infini de nos passions, celle de posséder « l'inappropriable », notre manque-à-être.

L'être humain, dans la phylogénie des espèces, se caractérise par sa *néoténie*, à savoir son immaturité. À sa naissance, il est incapable de survivre sans l'aide d'un autre semblable. Mais cette immaturité lui permettra une adaptation plus performante car plastique et créative. Pour Leroi-Gourhan, le jeune hominidé se distinguera par sa capacité d'inhiber ses mécanismes naturels automatiques. Cette inhibition frontale permettra de retarder les différents gestes nécessaires à la fabrication du premier outil, prolongation amplifiée de nos capacités. Cette matrice sera le berceau de notre pensée et de notre langage. Ce langage sera d'autant plus nécessaire que l'humain échange avec les autres, qu'il en est dépendant. Mais cette dépendance a ses limites, celle de l'exogamie, celle qui nous pousse vers l'extérieur du clan, de la mêmeté. C'est habité par cette double contrainte de l'attachement et de la quête de liberté que l'humain devra construire sa vie. L'échange des mots et des choses sera l'univers de l'animal humain. Bien qu'incomplet, l'humain cherchera son double, son clone, celui qui est la part d'inachevé en lui. Cette quête de la perfection se fera sous le coup du grand Autre, celui qui possède la perfection et qui la distribue dans l'immensité des potentialités individuelles. Dans la Prémodernité, l'homme est le jouet des dieux, il a été exclu du bonheur divin, car trop avide d'être un dieu, croyant trouver la vérité dans le fruit d'un arbre. « L'essentiel est invisible pour les yeux » (Saint-Exupéry). Œdipe en a fait la cuisante expérience. Le sujet était soumis à cette perfection divine. Dans la Postmodernité, Dieu étant mort, il ne reste que des âmes qui ne savent plus à qui devoir leur gloire ou leur défaite. Quel est le sens de ma vie ? L'espace transcendantal étant vide de pensée, il ne reste au sujet qu'à se tourner vers de grands récits, mais sans l'esprit critique. On tombe dans le consumérisme d'une société capitaliste ou dans les méandres d'une religion ou d'une secte où la coupure d'avec le monde réel et présent en est le terreau. La pensée est *schize* et l'on voit la tendance diagnostique dans la santé mentale vers des pathologies plus « psychotiques » : TDHA, Borderline… Si dans la Prémodernité – Modernité, il y avait de la place pour une entité à qui on doit tout, mais où on doit se sacrifier, nous sommes passés à une société où on doit constamment se sacrifier sans possibilité d'annuler la dette (Han, *Le désir ou l'enfer de l'identique*). Ce système nous prend à notre insu au travers de la publicité et la technologie médiatique (le traçage sur Internet…). On nous paramètre, on connaît nos volontés les plus cachées et on en fait du bizness. De l'incertitude et de l'infinitude de notre désir, on passe au risque, calculable, monnayable, standardisé.

Pour assouvir nos désirs, nous devons agir dans une réalité qui nous est imposée. Elle s'oppose à notre volonté. Le social est une expression de cette opposition dont l'éducation est le faire-valoir. La possession d'objets (de nos désirs) est régulée par la logique du donner-recevoir-rendre, développée par Mauss[227] et Godelier[228] plus récemment. L'échange des objets est le cœur de notre économie, celle-là même qui nous fait travailler actuellement. Le travail est l'expression de notre créativité, elle-même mobilisée par notre motivation, nos passions ou nos désirs. La réalisation de soi reste le maître-mot dont les employeurs ont bien compris l'intérêt. Fondamentalement, le produit du travail est cet acte de création qui donne vie à des idées qui se trouvent singulièrement en chaque individu. Ce produit du travail (Vioulac) est donc une fabrication personnelle. Il a une valeur

[227] Mauss M., *Sociologie et anthropologie*, 7e édition, Paris, PUF, 1997, p. 145-171.

[228] Godelier M., *L'énigme du don*, Paris, Fayard, 1996.

propre, une valeur d'usage attachée à cette subjectivité qui lui a donné un sens d'usage. Mais de cette singularité, on doit passer à l'universalité de l'échange, car cet objet singulier ne remplit pas tous nos besoins. Nous avons besoin d'autres objets que nous ne pouvons créer. Nous avons besoin de collaborateurs qui nous présenteront ces objets manquants et nous apporterons les objets manquants aux autres. Pour réguler ces mouvements, nous avons besoin de règles de valeur. La monnaie, l'argent sera le support de cet échange régulé, car elle renvoie chaque valeur d'usage d'objet singulier à une valeur universelle et abstraite. Le prix de l'objet sera la valeur d'échange au sein de la communauté. Ainsi, l'objet passera de la mienneté à la mêmeté. Les objets seront rangés dans des catégories de prix. L'Économie est cette science qui détermine les règles de fluctuation des prix. Le prix est une puissance d'argent qui cache une puissance de travail, du temps de travail. L'avènement de la Postmodernité a fait passer le système d'échange basé sur les besoins et les valeurs d'usage, partiellement voué à une valeur d'échange par les excédents, à un système où ce sont les valeurs d'échange qui sont l'objectif économique. Le capitalisme est le produit économique du Postmodernisme. La notion de capital implique d'emblée la notion de profit. Pour ce faire, il faut niveler le travail au travers du salariat. Cela permet d'égaliser les travailleurs au même titre que les marchandises qu'ils produisent. Cette égalisation, inscrite en droit civil à la Révolution française, qui a été aussi le début de la révolution industrielle, a permis au capital de donner l'illusion que l'équivalence était synonyme d'égalité et que la liberté était au même niveau que l'indépendance. Or, force est de constater, avec l'analyse de Marx, que cette équation forcée est fausse. Dans la libre concurrence, le capital a plus de liberté et d'indépendance que les individus qui y sont liés par un contrat de travail. L'actualité récente nous en a fait la démonstration. Le caractère perverti du système se manifeste par le discours économique qui nous présente comme lois les évidences du marché, mais qui ne sont en fait que des normes fabriquées par l'humain. Elles fonctionnent comme des lois, mais n'en sont pas dans leur fondation ontologique. On ne peut pas comparer la loi universelle de la gravitation et les pseudo-lois économiques du marché. En popularisant les normes y compris dans le travail, on automatise (Stiegler, *La société automatique*) l'esprit humain par la technologie plutôt que de donner libre cours à sa réflexion. Il y a une dépossession progressive, un assujettissement aux Lois du Marché. Le néolibéralisme est une servitude volontaire (Étienne de La Boétie[229], XVIe siècle). Cette servitude était d'autant plus facile qu'elle ne soumettait pas les individus par une contrainte fût-elle sous forme d'une menace, mais par la promesse d'une complétude par l'avoir, par la satisfaction de nos besoins formant la consommation de masse. Les petits profits font de grandes fortunes. De l'aristocratie, on passe à la méritocratie, seul moyen de distribuer les richesses de ce monde et de préférence, sans l'État, vu comme un frein au développement du modèle capitaliste prétendu autorégulé. Autorégulation comme autonomie, voilà la marque du postmodernisme : ramener les choses à soi sans l'intervention de l'autre. Nous ne pensons plus en termes de négation, mais de positivisme d'action. Tout nous est permis. Dieu est mort. Ce régulateur extérieur n'étant plus là, il reste l'Homme face à la Nature. Certains évoquent le rationalisme de la pensée comme seul maître de la nature et c'est donc par la raison que l'Homme maîtrisera le monde. On en voit les dégâts actuellement, spécialement dans le domaine écologique. Car derrière ce rationalisme de façade, se trouve une pulsionnalité humaine qui s'animalise par la dévoration du monde qu'elle réalise. L'impact de ses actes n'est pas mesuré. Étonnamment, il ne fait pas partie des bilans comptables et leurs statistiques de

---

229 La Boétie, *Discours de la servitude volontaire*, Paris, GF Flammarion, 2016.

grandes entreprises. Le scientisme pointe. Car de grands pouvoirs impliquent de grandes responsabilités. Mais devant la multitude, chacun se cache derrière l'autre face à ce tribunal de la conscience. Si, dans le Moyen Âge (Fossier[230]), le profit faisait partie des échanges commerciaux, il l'était au regard de Dieu. Le profit devait être juste et mérité par le travail « manuel ». Le profit généré par l'argent, par des prêteurs « usuriers » n'avait pas bonne presse. C'est cette « usure » qui envahit actuellement les échanges financiers entraînant, de l'autre côté du miroir, l'usure au travail et la société de la fatigue (Han, *La société de la fatigue*). Cette usure prend d'autant plus de poids que notre modèle se « cheapise[231] » : nous produisons des objets de basse qualité par des personnes qui s'en rendent compte. Le clivage se creuse entre le sens du bon travail et la réalité. Le burn-out pointe.

> « L'homme économique devient une pure machine désirante qui, en vérité, n'a plus d'identité puisqu'il est toujours redéfini par l'objet désiré, tributaire des connexions de son désir avec le réseau des flux marchands dont l'identité est elle-même fluctuante, mobile et flexible. » (Vioulac, p. 383)

La machine humaine est en route… La crise autour du travail, exprimée sous les termes de la déshumanisation, n'est que le reflet de l'altération de l'altérité. Notre société a régressé sur le mode narcissique. Le dédoublement de la conscience (je suis conscient de ma conscience) permet la pensée, mais quand ce dédoublement n'est plus assumé, le délire pointe. La folie provient de notre incapacité à nous décaler de nous-mêmes : l'autre est soi. Nous ne pensons plus que l'autre est un autre. Notre société égalitaire, voulue par l'idéologie libérale, a effacé les différences, amenant un certain solipsisme.

---

230 Fossier R., *Le travail au Moyen Âge*, Paris, Hachette, 2012.

231 Du verbe anglais *cheap* : pas cher. Voir le livre : Patel R., Moore J. W. (traduction de Vesperini P.), *Comment notre monde est devenu cheap. Une histoire inquiète de notre humanité,* Paris, Flammarion, 2018.

Et le fumeur dans tout cela ? Il s'efface dans l'évanescence de la fumée ou de son vapotage. Il consomme. Il détruit. Il reconsomme, et ceci à l'infini d'une vie pour se terrer dans les statistiques de morbidité et de mortalité. Il calme ses nerfs, ceux qui sont mis à rude épreuve par une vie trépidante où la consommation est le maître-mot. Le tabagisme tel qu'on le connaît a pris son essor dans le postmodernisme, dans la révolution industrielle. Il est le prototype même de la société consumériste. Les plants de tabac ont été découverts suite aux explorations de Christophe Colomb et de ses successeurs dans les Amériques. Le *Tabbaco*, gros rouleau de tabac séché par les Amérindiens, est devenu la cigarette quelques siècles plus tard. C'est Jean Nicot, ambassadeur de France qui va ramener la plante et l'accommoder à notre agriculture. Très rapidement, l'État en verra un intérêt financier au travers d'une monopolisation et d'une taxation particulière. D'abord, consommation de luxe prisée par l'aristocratie, le tabac va être utilisé dans de petites pipes en écume pour les plus prolétaires. C'est à l'occasion des campagnes militaires du XVIIe siècle que les *cigarillos*, tabac séché fumé au travers d'un tube en papier, vont présenter une facilité d'utilisation et ensuite de production qui leur permettra de s'engager dans la Révolution industrielle. Les premières machines à fabriquer les cigarettes produiront des millions de cigarettes par jour. L'apport du marketing au libéralisme permettra de donner au capitalisme un objet type de consommation, qui, tout en surfant sur les désirs divers des individus, les fondra dans une communauté de fumeurs, formatés autour d'un objet addictif qui leur rappellera chaque jour leur nécessaire manque. Si ce même système médiatique lui donne les images de liberté et de force, le fumeur est attaché à un système dont le travail constitue le moyen de subvenir à ses besoins et manques. Mais de l'Amérindien fumeur de *Tabbacco* au fumeur de cigarettes dans la vie trépidante occidentalisée, nous sommes passés à une certaine diabolisation dans le discours de la santé publique. Entre ces époques, un fossé de désacralisation et de diabolisation nous sépare : désacralisation, car le lien transcendé à un autre monde, à une instance supérieure, a été effacé au profit d'un objet standardisé, consommable à l'envi ; diabolisation par le passage de l'herbe divine à l'herbe du diable. Ce mouvement n'est que la traduction de cette difficulté d'intégrer notre pulsionnalité individuelle à l'altérité collective. Il nous reste la jouissance d'une propriété qu'on n'a pas, mais dont nous tirons profit. Le fumeur croit maîtriser son plaisir et ses tensions en fumant, mais il n'est que soumis à une relation masochiste. Il s'en remet entièrement à la liberté d'un objet, au point de ne plus avoir le sentiment de s'en emparer. La liberté reste hypothéquée par le regard chosifiant de l'autre (*L'enfer, c'est les autres*, Sartre). Le fumeur reste dans une position passive-active. Il croit être libre, mais il reste attaché à un objet dont il espère quelque chose. Le fumeur ne se rend pas compte que sa vision de liberté est formatée par le manque de cigarettes, qu'il a appris par le conditionnement opérant de son comportement tabagique. Cet appel de l'autre « tu en veux une ? » reste le point d'ancrage à la communauté des fumeurs, des consommateurs. La cigarette est l'objet prototypique du postmodernisme, car il ramène le plaisir à sa singularité tautologique. L'autre n'est pas nécessaire à sa jouissance. Sa seule nécessité viendra du Marché qui le pourvoira en objet de consommation.

Le postmodernisme est l'échec de la Modernité qui voyait dans la Raison et la Science le progrès de l'Humanisme (Blay). Cette modernité n'a pas empêché le totalitarisme nazi et ses exactions génocidaires ni le terrorisme mondial d'apparaître. Car l'homme ne croit plus en une transcendance régulatrice. Il se croit l'égal de dieu ; or, il y aura toujours quelque chose qui lui échappe : il est mortel, fini dans le temps et l'espace.

Cependant, le modèle consumériste ne suffit pas à tout expliquer. J'en tiens pour preuve le tabagisme élevé dans des sociétés communistes. Le point commun reste la propagande : dans l'un et l'autre système, la massification et la pensée unique restent de mise. Dans la société capitaliste, le marketing façonne les consciences à leur insu. Dans la société communiste, c'est la Raison d'État qui dirige les consciences. La cigarette comme l'alcool restent la récompense de l'effort et noient les consciences dans l'ordre des raisons.

Conclusion :
Une dernière pour la route…

Élisabeth Larinier-Haas évoquait à propos du fumeur son intention motrice d'un geste diaphragmatique. Dans cette hypothèse, nous devons développer la question de l'intention. Elle se différencie de l'intentionnalité des philosophes phénoménologiques : la direction de notre conscience vers quelque chose, une projection de soi dans le monde. Ici, l'intention s'apparente à une action, un mouvement. Nous en avons développé quelques mécanismes neurophysiologiques inconscients dans le cadre du respire, de la ventilation. Pour mobiliser une action[232], un *smoking* en l'occurrence, il faut une croyance et une motivation. Une croyance que le geste développé va m'apporter le résultat escompté « Fumer me donne une sensation satisfaisante », celui qui est caché dans la motivation « J'ai envie de fumer ». Celle-ci s'articule sur le désir et sur le plaisir. Comme nous l'avons énoncé, le désir puise sa force dans la toute-puissance, infinie. Le plaisir tire son énergie du besoin. La pulsion en est le représentant inconscient, faisant l'articulation entre le corps et l'esprit. La pulsion vise l'état de non-tension et est fixée à un objet. La jouissance peut s'apparenter dans ce montage à un satellite sous l'attraction de la pulsion et du désir. Lacan dira que seul l'amour permet à la jouissance de condescendre au désir. Celui-ci est une adresse à l'autre. La jouissance se fait au détriment de l'autre. La contenance de l'amour permet à la jouissance de se tenir à une juste distance et dans une cinétique stable, entre vie et mort. Le

[232] Gnassounou B. (textes réunis par), *Philosophie de l'action*, Paris, Vrin, 2007.

désir est le souvenir d'un plaisir passé dont on perpétue la quête, mais sans savoir pourquoi. Il est sans limites et peut exprimer une toute-puissance. L'hybris, la démesure se trouve dans ses parages. La mise en tension du diaphragme mobilise cette mécanique qu'on pourrait qualifier d'archaïque dans la mesure où la ventilation est la mobilisation première de l'orifice oral, à la naissance. Ce repli à ces strates met à l'abri le fumeur d'une déception de l'autre, d'un manque de portage ou de comblement. Il lui permet de sentir ce corps se bercer dans la ventilation et s'apaiser dans une fumée toxique.

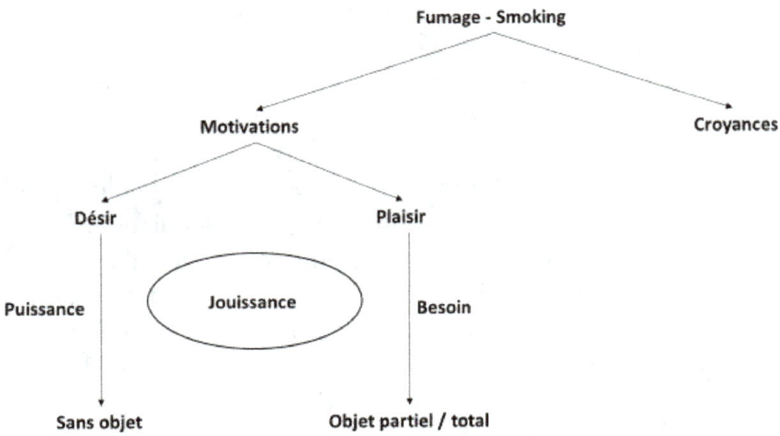

Qu'est-ce qui pourrait désaxer cette machinerie ? Nous allons nous référer au modèle du schéma optique[233] de J.

233 C'est un modèle métaphorique que Jacques Lacan a développé pour répondre à une interpellation de J. Lagache concernant les structures de personnalité, en y incluant les notions de Moi-idéal et Idéal du Moi (voir *Écrits techniques de Freud*). Lacan utilise un miroir concave devant lequel est placée une boîte dont l'ouverture est dirigée vers le miroir et dans laquelle on place un vase. Au-dessus de ce dispositif, un bouquet de fleurs est placé. Devant cet ensemble, on place un miroir plan. L'observateur (S barré) est placé dans la partie supérieure du miroir

Lacan. Dans celui-ci, les fleurs (a) sont le rassemblement de l'éparpillement des objets partiels du désir. La boîte et le vase (C) sont le corps libidinal dans sa réalité. La cigarette serait une sorte de cellophane autour des fleurs, permettant d'avoir une vision cohérente du désir sous forme d'une envie, celle de la cigarette. C'est l'effet entonnoir du fumeur. Celui-ci (S barré) voit au travers du champ de l'Autre (A) l'image virtuelle (i'(a)) de l'image réelle (i(a)) dans un miroir fêlé, créant un kaléidoscope. Celui-ci donne une image cohérente de ces désirs, mais sur le coup d'une sensation. Celle-ci occultant l'objet de son désir « archaïque », des premiers instants avec la mère. Cette fêlure, provenant d'un trauma, générerait un corps fantôme, un corps poubelle où l'on entasse tous les déchets du risque tabagique. La sensation ne serait que la partie émergée de cette réalité occultée, sensation non échangeable avec l'Autre (fraction désymbolisée, *amentiale*). La prise de risque (*sensation seeking* en anglais) serait un besoin d'éprouver la présence de l'Autre (sur un plan ordalique), mais dans un lien mortifère, asymbolique. Plutôt que de dépendre d'un autre, le fumeur préférerait la dépendance à une image de la cohésion illusoire et magique sur un axe narcissique. Il s'agrippe à lui-

---

concave et regarde vers le miroir plan (il est placé derrière le miroir concave et regarde le miroir plan devant lui). Ce montage met en évidence les notions d'image virtuelle (qui se trouve derrière le miroir), d'image réelle (image située devant le miroir, mais par un jeu de réflexion lumineuse). Par ce biais, le vase semble enfermer les fleurs jusqu'à l'encolure au travers d'une image réelle, mais qui sera virtuelle i'(a) pour l'observateur par le miroir plan représentant l'Autre. Pour Lacan, les fleurs symbolisent les objets partiels enveloppés dans un corps libidinal (le vase), mais qui est une image dite réelle i(a). Nous, observateurs, nous nous regardons dans le regard de l'autre et vice versa. Cet imaginaire est subordonné à l'autre, au symbolique et au langage. Cet élément va être la base du second narcissisme et la constitution de l'Idéal du Moi : l'image réelle i(a) n'est visible par le miroir plan (Autre) que par l'intermédiaire de l'image virtuelle i'(a). L'inclinaison de ce miroir plan (et donc le positionnement de l'autre) va moduler notre perception de nous-mêmes et notre accommodation imaginaire.

même plutôt qu'à l'autre. Ce repli serait le résultat d'une blessure, mais pas d'une carence.

Ce repli narcissique remobilise l'auto-érotisme et élude, en partie, la nécessité de l'autre pour la satisfaction de la pulsion. Le désir se confond dans la jouissance et la fait tourner en rond. Il y aurait une sorte de délire du corps, une hypocondrie calmée par l'objet prothétique du tabac. Il occuperait une idéalisation du Moi, un objet « parfait » aux yeux du fumeur : disponible, sans faille pour peu qu'on souscrive à son pacte diabolique.

> « Aussitôt après le sevrage, il y a eu des jours passables pendant lesquels j'ai aussi commencé à mettre par écrit à ton intention l'état de la question des névroses ; c'est alors qu'est brusquement apparue une grande misère cardiaque, plus grande qu'elle ne l'avait jamais été quand je fumais, arythmie très violente, tension cardiaque persistante oppression, brûlure, chaleur intense se diffusant dans le bras gauche, un peu de dyspnée dont la modération laisse soupçonner qu'elle est de nature organique, tout cela à vrai dire par accès, c'est-à-dire s'étendant sur les deux tiers de la journée *in continuo*, et en même temps quelque chose pesant sur l'humeur, ce qui s'est traduit par des tableaux de mort et d'adieu venant se substituer à mes délires occupationnels courants. » (Freud, p. 91-92)

Si l'idéalisation du Moi colmate la blessure que le fumeur ne veut voir, elle peut aussi aveugler les politiques de santé mobilisées par une rationalité poussée par les économistes. Vouloir une société sans drogues n'est-il pas un leurre qui cache cette difficulté de l'humanité à faire avec sa part d'ombre. Si la majorité des fumeurs plient sous les manœuvres de restrictions d'usage du tabac et de la sensibilisation à ses méfaits, il reste des groupuscules pour lutter contre ce rouleau compresseur. A-t-on le droit de prendre des risques[234] et d'en mourir ? Ce serait en substance le fond de la question. « Fumer ne concerne plus

---

234 Pigeard de Gurbert G., *Fumer tue : peut-on risquer sa vie ?*, Paris, Flammarion, 2011.

ce qu'on fait, mais dénonce ce que l'on est. » (Pigeard, p. 102) Quand certains scientifiques évoquent que le tabagisme est une maladie chronique, on peut craindre cette dérive sémantique d'autant que l'on crée une confusion entre la cause et ses conséquences. Si l'ordalie reste la recherche d'une sensation perdue ou oubliée, celle d'avoir été porté-lâché par un autre que soi, cette recherche nostalgique est une quête. Toute quête est-elle bonne à suivre si elle finit dans le précipice ? La question reste posée, car y répondre induirait une valeur morale à la réponse. Néanmoins, en ce qui concerne le tabagisme, au-delà des évidences scientifiques sur ses méfaits, un point d'horizon doit rester dans notre réflexion : la liberté de soi se termine quand commence celle de l'autre. La fumée ne reste pas chez le fumeur. Elle s'impose. Elle contraint l'environnement. Mais le non-fumeur contraint le fumeur à garder sa fumée. Un dialogue de sourds.

Après cette lecture, vous pourriez être tentés d'interroger la trace, le fil conducteur de cet ouvrage. Je pourrais fixer un profil du fumeur autour de son expérience du traumatisme l'ayant amené à un agrippement archaïque à la ventilation comme exutoire à l'angoisse vécue et revivifiée dans les aléas de sa vie. L'excès de fumée viendrait combler un « pas assez » y compris dans une « petite mort » dont il se joue dans une frénésie jouissive. Le tableau serait séduisant, campé dans une structure esthétisant l'esprit qui le regarde. Mais il ne doit pas cacher les gestes du pinceau dont les mouvements, dans l'air du temps, sont d'une singularité vivante. La clarté d'une vérité élude la question de l'erreur. L'opposition n'est pas la seule option dialectique. Le brumeux nous laisse dans une quête, une recherche d'harmonie avec notre environnement. Le fumeur cherche sa route dans le chaos du désir et de la déception de l'autre, entre le vide occulté par le plein... Je vous laisse, le brouillard se lève.

« Ce que, le regardant, on ne voit pas,
Se nomme l'Invisible.
Ce que, l'écoutant, on n'entend pas,
Se nomme l'Inaudible.
Ce que, le touchant, on ne sent pas,
Se nomme l'Impalpable.
Ces trois qualités relèvent
De l'Inscrutable : c'est pourquoi
Elles se confondent en une. »

(Lao Tseu[235])

[235] Lao Tseu (trad. Conche M.), *Tao te King*, Paris, PUF, 2016.

Bibliographie

Anzieu D., *Le Moi-peau*, 2e éd., Paris, Dunod, 2006.

Aristote, *Catégories : sur l'interprétation*, Paris, Flammarion, 2007.

Arzel Nadal L., *Françoise Dolto et l'image inconsciente du corps : fondements et déplacement vers la pulsion*, Bruxelles, De Boeck, 2006.

Baudrillard J., *La société de consommation : ses mythes, ses structures*, Paris, Denoël, 1970.

Bayle G., *Clivages : moi et défenses*, Paris, PUF, 2012.

Bazan A., *Des fantômes dans la voix : une hypothèse neuropsychanalytique sur la structure de l'inconscient*, Montréal, Liber, 2007.

Bernard M., *Le corps*, Paris, Seuil, 1995.

Bergeret J., *La violence fondamentale*, Paris, Dunod, 2000.

Blay M., *Dictionnaire des concepts philosophiques*, Paris, Larousse – CNRS, 2006.

Bouyer S. et Gaffet A. (sous la direction de), *Anthropologie du tabac*, Paris, L'Harmattan, 1997.

Bowlby J., *Attachement et perte* (3 volumes), Paris, PUF, 1978.

Brohard Y. (sous la direction de), *Une histoire de la pharmacie : remèdes, onguents, poisons*, Paris, La Martinière, 2012.

Brusset B., *Psychanalyse du lien*, 2e éd., Paris, PUF, 2007.

Camus A., *Le mythe de Sisyphe*, Paris, Gallimard, 1942.

Canguilhem G., *Le normal et le pathologique*, 12e éd., Paris, PUF, Paris, 2013 (1966).

Castarède M.-F., *Les vocalises de la passion : psychanalyse de l'opéra*, Paris, Armand Colin, 2002.

Centini M., *Le diable et ses mystères*, Paris, De Vecchi, 2012.

Charest D., *Haro sur les fumeurs : jusqu'où ira la prohibition*, Paris, Ramsay, 2008.

Chemama R. (sous la direction de), *Dictionnaire de psychanalyse*, Paris, Larousse, 1993.

Corbin A. et Courtine J.-J. et Vigarello G., *Histoire du corps (3 volumes)*, Paris, Seuil, 2005.

Corcos M. et Speranza M. (sous la direction de), *Psychopathologie de l'alexithymie*, Paris, Dunod, 2003.

Dagognet F., *La raison et le remède*, 2e éd., Paris, PUF, 1984 (1964).

Dejours C., *Le corps d'abord*, Paris, Payot, 2003.

Deleuze G. et Guattari F., *Capitalisme et schizophrénie 1 : l'Anti-Œdipe*, Paris, Minuit, 1973.

Derrida J., *La dissémination*, Paris, Seuil, 1972.

Dolto F., *L'image inconsciente du corps*, Paris, Seuil, 1984.

Dor J., *Introduction à la lecture de Lacan*, Paris, Denoël, 2002.

Douglas M., *De la souillure : essai sur les notions de pollution et de tabou*, Paris, La Découverte-Poche, 2001 (1967).

Dufour D.-R., *Le délire occidental et ses effets actuels dans la vie quotidienne : travail, loisir, amour*, Paris, Les liens qui libèrent, 2014.

Duparc F. et Vasseur C., *Les conduites à risque au regard de la psychanalyse*, Paris, In Press, 2006.

Dupouey P. (textes réunis par), *La mort*, Paris, Flammarion, 2004.

Flahaut F., *Le crépuscule de Prométhée : contribution à une histoire de la démesure humaine*, Paris, Mille et une nuits, 2008.

Florence J., *L'identification dans la théorie freudienne*, 3e éd., Bruxelles, Facultés universitaires Saint-Louis, 2005.

Fossier R., *Le travail au Moyen Âge*, Paris, Hachette, 2012.

Foucault M., *Histoire de la sexualité II : l'usage des plaisirs*, Paris, Gallimard, 1984.

François A., *Éléments pour une philosophie de la santé*, Paris, Les belles lettres, 2017.

Frazer J. G., *Mythes sur l'origine du feu*, Paris, Payot, 2009 (1930).

Freud S., *Trois essais sur la théorie de la sexualité*, Paris, PUF, 2010.

Freud S., *Inhibition, symptôme et angoisse*, 9e éd., Paris, PUF, 1990.
Freud S., *Lettres à Wilhem Fliess (1887-1904)*, Paris, PUF, 2006.
Geberovich F., *No satisfaction : psychanalyse du toxicomane*, Paris, Albin Michel, 2003.
Gide A., *Le Prométhée mal enchaîné*, Paris, Gallimard, 1925.
Girard R., *La violence et le sacré*, Paris, Albin Michel, 1990.
Giroux E., *Après Canguilhem : définir la santé et la maladie*, Paris, PUF, 2010.
Giroux E. et Lemoine M. (textes réunis par), *Philosophie de la médecine (II) : santé, maladie, pathologie*, Paris, Vrin, 2012
Gnassounou B. (textes réunis par), *Philosophie de l'action : action, raison et délibération*, Paris, Vrin, 2007.
Godelier M., *L'énigme du don*, Paris, Fayard, 1996.
Gonord A. (sous la direction de), *Le temps*, Paris, Flammarion, 2001.
Graves R. (trad. Hafez M.), *Les mythes grecs*, Paris, Fayard, 1967 (1958).
Green A., *Pourquoi les pulsions de destruction ou de mort ?*, Paris, Panama, 2007.
Greimas A. J. et Courtès J., *Dictionnaire raisonné de la théorie du langage*, Paris, Hachette, 1979.
Greimas A. J. et Fontanille J., *Sémiotique des passions : des états des choses aux états d'âme*, Paris, Seuil, 1991.
Greimas A. J., *Sémantique structurale*, 3e édition, Paris, PUF, 2002 (1986).
Grimbert P., *Pas de fumée sans Freud : psychanalyse du fumeur*, Paris, Armand Colin/HER, 1999.
Guérin M., *Philosophie du geste*, 2e édition, Paris, Actes Sud, 2011.
Guirand F. et Schmidt J., *Mythes et mythologies : histoire et dictionnaire*, Paris, Larousse, 1996.
Guillerault G., *Le corps psychique : essai sur l'image inconsciente du corps selon Françoise Dolto*, Éd. Universitaires Bégédis, 1989.
Hamayon R., *Jouer : une étude anthropologique*, Paris, La Découverte, 2012.

Han B.-C., *Le désir ou l'enfer de l'identique*, Paris, Autrement, 2015.

Hatzenberger A. (Textes choisis et présentés par), *La liberté*, Paris, GF Flammarion, 1999.

Heidegger M. (trad. Vezin F.), *Être et temps*, Paris, Gallimard, 1986.

Illitch I., *Œuvres complètes (vol. 1)*, Paris, Fayard, 2003.

Israël L., *Pulsions de mort*, Paris, Érès, 2007.

Janicki S., *La mécanique du remède : pour une épistémologie de la pharmacologie du XVIIe siècle à nos jours*, Paris, L'Harmattan, Paris, 2008.

Jousse M., *L'Anthropologie du Geste*, Paris, Gallimard, 1978.

Kant E. (trad. Foucault M.), *Anthropologie du point de vue pragmatique*, Paris, Vrin, 2011.

Kierkegaard S. (trad. Ferlov K. et Gateau J.-J.), *Miettes philosophiques, le concept de l'angoisse, traité du désespoir*, Paris, Gallimard, 1990.

Klages L. (trad. Hanse O.), *La nature du rythme : pour comprendre la philosophie vitaliste allemande*, Paris, L'Harmattan, 2004.

Lacan J. (texte établi par Miller J.-A.), *Encore*, Paris, Seuil, 1975.

Lacan J. (texte établi par Miller J.-A.), *Le séminaire X : l'angoisse*, Paris, Seuil, 2004.

Lacan J. (texte établi par Miller J.-A.), *Le séminaire VI : le désir et son interprétation*, Paris, La Martinière, 2013.

Laplanche J. et Pontalis J.-B., *Vocabulaire de la psychanalyse*, 3e éd., Paris, PUF, 2002.

Leroi-Gourhan A., *Le geste et la parole (2 volumes)*, Paris, Albin Michel, 1964.

Lesourne O., *La genèse des addictions : essai psychanalytique sur le tabac, l'alcool, et les drogues*, Paris, PUF, 2007.

Lesourne O., *Le grand fumeur et sa passion*, Paris, PUF, 1984.

Lévine E. et Touboul P. (textes réunis par), *Le corps*, Paris, Flammarion, 2002.

Lévi-Strauss C., *Les mythologiques : du miel aux cendres*, Paris, Plon, 2009 (1966).

Lévi-Strauss C., *Les mythologiques : le cru et le cuit*, Paris, Plon, 1964.
Lévi-Strauss C., *Anthropologie structurale 1*, Paris, Plon, 1974.
Lévi-Strauss C. (Séminaire dirigé par), *L'identité*, 6e éd., Paris, PUF, 2010 (1983).
Macherey P., *De Canguilhem à Foucault : la force des normes*, Paris, La Fabrique, 2009.
Maris B. et Dostaler G., *Capitalisme et pulsion de mort*, Paris, Albin Michel, 2009.
Mauss M., *Sociologie et anthropologie*, 7e éd., Paris, PUF, 1997.
Merleau-Ponty M., *Phénoménologie de la perception*, Paris, Gallimard, 2004.
Mollimard R., *La fume : j'arrête de fumer !*, Clermont-Ferrand, De Borée, 2011.
Morin E., *Science avec conscience*, 2e éd., Paris, Seuil, 1990.
Morin E., *Introduction à la pensée complexe*, Paris, Seuil, 2005.
Mullie-Chatard S., *De Prométhée au mythe du progrès : mythologie de l'idéal progressiste*, Paris, L'Harmattan, 2005.
Nathan T. et Stengers I., *Médecins et sorciers*, Paris, La Découverte, 2012.
Nourrisson D., *Cigarette : histoire d'une allumeuse*, Paris, Payot, 2010.
Onfray M., *Le souci des plaisirs*, Paris, J'ai Lu, 2014.
O'Patch J., *Je suis fumeur… et je vous emmerde*, Charmey, Éd. de l'Hèbe, 2007.
Parmentier S., *Comprendre Mélanie Klein*, Paris, Armand Colin, 2009.
Pharo P., *Le capitalisme addictif*, Paris, PUF, 2018.
Pigeard de Gurbert G., *Fumer tue : peut-on risquer sa vie ?*, Paris, Flammarion, 2011.
Rabouin D., *Le désir*, Paris, Flammarion, 1997.
Ricœur P., *Philosophie de la volonté : le Volontaire et l'Involontaire*, Paris, Points, 2009.
Sartre J.-P., *L'être et le néant*, Paris, Gallimard, 1943.
Sartre J.-P., *L'existentialisme est un humanisme*, Paris, Gallimard, 1996.

Segal H., *Introduction à l'œuvre de Mélanie Klein*, 10e éd., Paris, PUF, 2003 (1969).
Sibertin-Blanc G., *Deleuze et l'Anti-Œdipe : la production du désir*, Paris, PUF, 2010.
Spinoza (traduit par C. Appuhn), *Éthique*, Paris, GF Flammarion, 1965.
Stiegler B., *De la misère symbolique*, Paris, Flammarion, 2013.
Stiegler B., *La société automatique 1 : l'avenir du travail*, Paris, Fayard, 2015.
Sturluson S. (traduit par Dillman F.-X.), *L'Edda : récits de mythologie nordique*, Paris, Gallimard, 1991.
Svevo I. (trad. Ferault D.), *Dernières cigarettes : du plaisir et du vice de fumer*, Paris, Payot, 2017.
Tinland O., *L'individu*, Paris, Vrin, 2008.
Tristani J.-L., *Le stade du respir*, Paris, Éd. de Minuit, 1978.
Van Reeth A. & Nancy J.-L., *La jouissance : questions de caractère*, Paris, Plon-France culture, 2014.
Vioulac J., *La logique totalitaire : essai sur la crise de l'Occident*, Paris, PUF, 2013.
Winnicott D.W. (trad. Monod C. & Pontalis J.-B.), *Jeu et réalité : l'espace potentiel*, Paris, Gallimard, 1975 (1971).
Yannic A. (coordonné par), *Le rituel*, Paris, Éd. CNRS, 2009.
Zazzo R. (sous la direction de), *L'attachement*, 2e éd., Paris, Éd. Delachaux-Niestlé, 1991.

Table des matières

ANTHROPOLOGIE
AUX ÉDITIONS L'HARMATTAN

Dernières parutions

L'ANNEAU À RÉTABLIR
Pour une valorisation des savoirs locaux
Baba Diané

Cet ouvrage plonge profondément dans les us et coutumes des sociétés traditionnelles africaines regorgeant de plusieurs valeurs, au nombre desquelles la solidarité, le droit d'aînesse, la charité, la bonne éducation parentale et l'amour du travail. Les thématiques abordées dans ce livre décryptent ces vertus : les valeurs de l'éducation traditionnelle, les attributs de l'étranger, les vertus du conte, la pratique des bonnes moeurs...

(Coll. Harmattan Guinée, 176 p., 18 euros)
ISBN : 978-2-343-18147-9, EAN EBOOK : 9782140131004

KOTO, L'ÉGALITÉ NÉCESSAIRE
Savoir et pouvoir dans une société clanique
Les Nzèbi du Congo et du Gabon
Georges Dupré

Habitants de la grande forêt équatoriale, répartis entre Congo et Gabon où ils sont dispersés sur un très vaste espace, les Nzèbi ont un système social et politique décentralisé. Le clan qui est la pièce maîtresse de ce système offre un repérage général abstrait du territoire. Il est la référence de toutes les relations sociales et permet aux groupes en mouvement, parmi d'autres peuples, de se reconnaître comme ceux qui partagent le même savoir. Ce livre se veut le témoignage d'une réflexion sur l'égalité conduite au sein d'une société africaine.

(Coll. Études africaines, 242 p., 25,5 euros)
ISBN : 978-2-343-17891-2, EAN EBOOK : 9782140129391

ARTISTES & ANTHROPOLOGUES DANS LA CITÉ
Engagements, Co-créations, Parcours
Véronique Bénéï

Après les tournants "critique postmoderne" et "contemporain" amorcés depuis plus de trois décennies, nous voici maintenant dans un mouvement porté sur l'expérimentation et la rencontre avec l'art, comme part intégrante de nos méthodologies de chercheur-e-s. L'effervescence créatrice témoigne d'un souci renouvelé de "dire le terrain" d'une manière autre qu'étroitement académique ou réservée au seul public averti. De leur côté, les artistes empruntent de plus en plus aux sciences sociales et humaines, notamment à l'anthropologie et la sociologie, en allant parfois jusqu'à les investir comme champs d'expérimentation artistique.

(Coll. Inter-National, 238 p., 27 euros)
ISBN : 978-2-343-17625-3, EAN EBOOK : 9782140128295

LES PALESTINIENS CHRÉTIENS DU PÉROU

Anthropologie d'une diaspora de Chrétiens orientaux

Denys Cuche

A partir de la fin du XIXème siècle, cherchant à échapper à l'oppression turque, des Chrétiens arabes arrivent au Pérou de plus en plus nombreux ? en provenance de Palestine, partie intégrante de l'Empire ottoman. La colonisation juive puis la création d'Israël pousseront d'autres migrants au départ. Présents comme petits commerçants dans les Andes du sud, ils finiront, pour la plupart, par gagner Lima, où beaucoup deviendront des entrepreneurs prospères. L'histoire mouvementée du Proche-Orient rend quasi impossible leur retour dans leur patrie d'origine. Alors que l'avenir des Chrétiens en Palestine est de plus en plus incertain, cette diaspora leur permet de continuer d'exister collectivement en tant que tels.

(Coll. Connaissance des hommes, 240 p., 25,5 euros)

ISBN : 978-2-343-17861-5, EAN EBOOK : 9782140126215

LA COLOMBIADE

ou La foi portée au Nouveau Monde

Anne-Marie DU BOCAGE

Anne-Marie du Boccage raconte dans La Colombiade (1756) le périple maritime de Colomb, son arrivée sur une île paradisiaque - utopique - et sa première rencontre avec des Indiens. À cette époque, au milieu du XVIIIe siècle, paraissent L'Essai sur les moeurs et l'esprit des nations de Voltaire et le Discours sur l'origine de l'inégalité entre les hommes de Rousseau. L'idée d'un bon sauvage ressurgit, doublée par la « légende noire » des conquistadores qui donne mauvaise conscience aux esprits éclairés ; le monde civilisé s'interroge alors sur le bien-fondé de la Conquête. L'auteur s'efforce de réhabiliter l'Amiral - présenté ici comme un homme de science, presque un homme des Lumières - et son grand projet, à la fois religieux et humaniste.

Indigo - Côté femmes (224 p., 20,5 euros)

ISBN : 978-2-35260-150-0, EAN EBOOK : 9782140127618

AN ANTHROPOLOGY OF IMAGES IN CONTEMPORARY CHRISTIAN ORTHODOX ETHIOPIA

Siena-Antonia de Ménonville

Cet essai en langue anglaise a pour objet les producteurs d'images dans l'Éthiopie chrétienne orthodoxe contemporaine. Ce travail s'inscrit à la croisée de l'anthropologie de la religion, de l'image et de la morale, tout en analysant aussi les pratiques magico-thérapeutiques traditionnelles.

Harmattan Italia (Coll. Harmattan Italia, 388 p., 39 euros)

ISBN : 978-2-336-31858-5, EAN EBOOK : 9782140126642

VOICING THE UNHEARD

Music as windows for minorities

Yves Defrance

In this book, researchers give the floor to people of minorities in the world who, through their music, express their will to assert their identity. Musicians often champion a discourse that is both nostalgic and affirmative of a difference. How to promote these differences? We see it through the provocative broadcasting of erotic songs from Okinawa in a conservative Japan or through the success of a North Korean band immigrated with unheard of neo-political repertoire. Some 15 papers from recognized researchers coming from 14 different countries put forth situations observed and analyzed on about 20 meaningful cases and fieldworks in the world.

(Coll. Anthropologie et musiques, 350 p., 36 euros)

ISBN : 978-2-343-17907-0, EAN EBOOK : 9782140124853

ANTHROPOLOGIE DES TECHNIQUES

Cahier 1. De la mémoire aux gestes en Préhistoire

Sous la direction de Eva David

Eva David

Comment appréhender les évolutions culturelles à travers les objets laissés par les sociétés ? Constitué d'un recueil d'articles traitant de Préhistoire, cet ouvrage est conçu comme un arrêt sur image de la Science en cours, une focale sur les études actuelles menées par une équipe de recherche en Anthropologie des techniques ; l'équipe AnTET du laboratoire ArScAn. Il présente l'état des questionnements scientifiques, les champs méthodologiques, même dans leurs aspects exploratoires ou prospectifs, et le niveau de compétences requis dans l'analyse de l'artéfact. Ce faisant, toutes les contributions participent à un tournant théorique et pratique de ce que l'on nomme la Technologie préhistorique.

(220 p., 25,5 euros)

ISBN : 978-2-343-16602-5, EAN EBOOK : 9782140122279

LES USAGES SOCIAUX DES PENTECÔTISTES TSIGANES

Idéologies, minoritaires et pentecôtisme tsigane en Bretagne

Tome II

Régis Laurent

Cette recherche sur le pentecôtisme tsigane se développe sur deux tomes profondément indissociables. Dans la continuité du premier, ce second tome nous parle plus longuement des forces et des idéologies dominantes qui ont interagi avec cet avènement d'un pentecôtisme dans les mondes tsiganes et les pratiques sociales observées dans ce contexte particulier. Cette recherche est la première de cette ampleur sur le pentecôtisme tsigane. L'auteur y explique comment une minorité opprimée, pour exister, a créé sa propre institution religieuse à partir d'un socle commun : le pentecôtisme. Cette contribution à une meilleure connaissance des "mondes tsiganes" démontre en arrière-plan l'importance des services communs comme garants de la cohésion sociale.

(Coll. Logiques sociales, 250 p., 25 euros)

ISBN : 978-2-343-16390-1, EAN EBOOK : 9782140120817

ANTHROPOLOGIE GLOBALE DU PRÉSENT

Monique Selim

Comment être anthropologue aujourd'hui dans un contexte de naturalisation de la communication numérique, de la globalisation capitaliste, du marché ? Ce sont tout d'abord des réponses épistémologiques qu'apporte cet ouvrage en interrogeant les nouvelles normes idéologiques. Quel sens donner à la centralité actuelle de la question sexuelle dans son articulation à la question sociale, aux failles du politique et à celles du sujet hyperconnecté qui trouent le présent ? Les pistes interprétatives offertes s'inscrivent dans un déchiffrage à vif des configurations singulières de nos univers quotidiens désormais partagés.

(Coll. Anthropologie Critique, 266 p., 26,5 euros)

ISBN : 978-2-343-17467-9, EAN EBOOK : 9782140119583

L'ÉDUCATION AUX VALEURS CHEZ LES DING ORIENTAUX EN RDC TOME 3

De 1885 à nos jours

Approche pédagogique

Placide Malung'Mper Akpanabi

Préface de Guy Avanzini

Ce troisième tome analyse le concept « valeur » et présente la pédagogie et la didactique de l'éducation aux valeurs. Son enjeu est d'avoir trouvé, d'une part, la médiation pédagogique comme une forme de pédagogie d'éducation aux valeurs pouvant harmoniser le conflit des systèmes des valeurs en jeu et, d'autre part, d'avoir réellement trouvé dans la palabre africaine les bases de la pédagogie de la médiation socio-cognitive, puis d'avoir développé les modalités d'une vraie entrée de cette approche dans le système éducatif.

(Coll. Études africaines, 378 p., 38 euros)

ISBN : 978-2-343-16421-2, EAN EBOOK : 9782140119712

L'ÉDUCATION AUX VALEURS CHEZ LES DING ORIENTAUX EN RDC TOME 2

De 1885 à nos jours

Approche historique

Placide Malung'Mper Akpanabi

Préface de Guy Avanzini

Ce deuxième tome est une analyse historique des acquis de la colonisation et de l'évangélisation, des témoignages des acteurs de cette époque et des transformations introduites dans le système éducatif de la R. D. Congo et des traditions des Ding Orientaux, comme des codes culturels occidentaux et le contexte de la pénétration des valeurs occidentales chez ces populations, offrant une clé de confrontation, entre elles, de la Tradition et de la Modernité, pour ou contre une continuité-discontinuité.

(Coll. Études africaines, 320 p., 33 euros)

ISBN : 978-2-343-16420-5, EAN EBOOK : 9782140119705

APRÈS LES CAMPS

Traces, mémoires et mutations des camps de réfugiés

Jean-Frédéric De Hasque, Clara Lecadet

Cet ouvrage apporte une lecture croisée de l'actualité et de l'histoire des camps de réfugiés, en s'intéressant aux initiatives institutionnelles et aux luttes associatives qui président à la création et à la fermeture de ces lieux, à leur disparition ou à leur conservation une fois le temps de l'urgence passé, à leurs traces matérielles et aux mémoires qui en émergent. L'après-camp interroge l'histoire des camps de réfugiés, leur présent, mais aussi leur devenir. DVD inclus (--> Exemple du camps de Cotonou)

Academia (Coll. Investigations d'anthropologie prospective, 252 p., 26 euros)

ISBN : 978-2-8061-0430-4, EAN EBOOK : 9782806109941

Structures éditoriales du groupe L'Harmattan

L'Harmattan Italie
Via degli Artisti, 15
10124 Torino
harmattan.italia@gmail.com

L'Harmattan Hongrie
Kossuth l. u. 14-16.
1053 Budapest
harmattan@harmattan.hu

L'Harmattan Sénégal
10 VDN en face Mermoz
BP 45034 Dakar-Fann
senharmattan@gmail.com

L'Harmattan Cameroun
TSINGA/FECAFOOT
BP 11486 Yaoundé
inkoukam@gmail.com

L'Harmattan Burkina Faso
Achille Somé – tengnule@hotmail.fr

L'Harmattan Guinée
Almamya, rue KA 028 OKB Agency
BP 3470 Conakry
harmattanguinee@yahoo.fr

L'Harmattan RDC
185, avenue Nyangwe
Commune de Lingwala – Kinshasa
matangilamusadila@yahoo.fr

L'Harmattan Congo
67, boulevard Denis-Sassou-N'Guesso
BP 2874 Brazzaville
harmattan.congo@yahoo.fr

L'Harmattan Mali
Sirakoro-Meguetana V31
Bamako
syllaka@yahoo.fr

L'Harmattan Togo
Djidjole – Lomé
Maison Amela
face EPP BATOME
ddamela@aol.com

L'Harmattan Côte d'Ivoire
Résidence Karl – Cité des Arts
Abidjan-Cocody
03 BP 1588 Abidjan
espace_harmattan.ci@hotmail.fr

L'Harmattan Algérie
22, rue Moulay-Mohamed
31000 Oran
info2@harmattan-algerie.com

L'Harmattan Maroc
5, rue Ferrane-Kouicha, Talaâ-Elkbira
Chrableyine, Fès-Médine
30000 Fès
harmattan.maroc@gmail.com

Nos librairies en France

Librairie internationale
16, rue des Écoles – 75005 Paris
librairie.internationale@harmattan.fr
01 40 46 79 11
www.librairieharmattan.com

Librairie l'Espace Harmattan
21 bis, rue des Écoles – 75005 Paris
librairie.espace@harmattan.fr
01 43 29 49 42

Lib. sciences humaines & histoire
21, rue des Écoles – 75005 Paris
librairie.sh@harmattan.fr
01 46 34 13 71
www.librairieharmattansh.com

Lib. Méditerranée & Moyen-Orient
7, rue des Carmes – 75005 Paris
librairie.mediterranee@harmattan.fr
01 43 29 71 15

Librairie Le Lucernaire
53, rue Notre-Dame-des-Champs – 75006 Paris
librairie@lucernaire.fr
01 42 22 67 13

www.ingramcontent.com/pod-product-compliance
Lightning Source LLC
LaVergne TN
LVHW011019061026
849535LV00006B/1964